AF233975

L'HOTEL-DIEU

DE PARIS

EN JUILLET ET AOUT 1830.

HISTOIRE

DE CE QUI S'EST PASSÉ DANS CET HOPITAL

PENDANT ET APRÈS LES TROIS GRANDES JOURNÉES,

SUIVIE

De Détails sur le nombre, la gravité des blessures et les circonstances qui les ont rendues fatales.

PAR PROSPER MÉNIÈRE,

Docteur en médecine de la faculté de Paris, ancien chirurgien interne des hopitaux et hospices civils de la même ville.

PARIS,

CHARLES HEIDELOFF, | **URBAIN CANEL,**
QUAI MALAQUAIS, N. 1. ‖ RUE J.-J. ROUSSEAU, N. 16.

1830.

Tant d'intérêt se rattache aux glorieux événemens dont nous venons d'être témoins, les
malheurs individuels qui en ont été la suite
ont fait naître dans le monde tant de sym-
pathie, et le public s'occupe avec une si
généreuse sollicitude du bien-être à venir
des victimes de nos grandes journées parisiennes, qu'on peut en quelque sorte compter sur son suffrage en lui fournissant des

1

occasions nouvelles d'admirer en détail plusieurs parties d'un tableau dont il ne connaît
que l'ensemble. Placé dans les circonstances
les plus favorables pour recueillir un grand
nombre de faits isolés, nous avons pensé que
leur réunion ne constituerait pas la page
la moins intéressante de l'histoire de cette
époque. Les hôpitaux ont été l'asile de la plupart des malheureux blessés, et le drame
commencé à la Grève et au Louvre, et sitôt
terminé pour beaucoup de spectateurs, s'est
prolongé et dure encore pour un bon nombre d'acteurs que le public n'oublie pas sans
doute, mais qui ont disparu à ses yeux. Peu
de personnes ont le courage de franchir le
séuil de l'Hôtel-Dieu; le nom seul de cette
maison attriste quand il n'effraie pas, et ceux
qui, en passant, jettent un regard sur les hautes
colonnes de son péristyle, n'entrevoient au-

delà que le hideux spectacle de toutes les in-
firmités humaines. Une antique prévention
reste attachée à cet établissement. Trop long-
temps, en effet, on y vit entassés, dans d'immenses grabats, une foule de malheureux
qui ne tardaient pas à succomber, victimes
d'un ordre de choses que le respect pour
d'anciennes coutumes a laissé subsister jusque dans les dernières années du dix-hui-
tième siècle.

Aujourd'hui l'Hôtel-Dieu de Paris n'offre
plus aucune trace de ces institutions barba-
res. Si, sous le rapport de sa position au
milieu d'un quartier populeux et sur les
deux rives d'un bras de la Seine, on peut
encore lui adresser quelques reproches, ils
seront amplement compensés par les avantages qui résultent de ces deux circonstances
elles-mêmes. L'expérience de tous les temps

a prouvé que c'est surtout au centre des grandes villes qu'arrivent les catastrophes qui réclament le plus impérieusement les secours de l'art, et les derniers événemens dont nous venons d'être témoins fournissent, en faveur d'un hôpital central, un argument irrésistible. Et en effet, quels inconvéniens ne fussent pas résultés du transport à de grandes distances d'une foule de blessés que le voisinage du champ de bataille a permis de secourir presque immédiatement? Si déjà nous avons tant de trépas à déplorer, combien n'en eussions-nous pas eu davantage au milieu de circonstances bien plus défavorables?

Mais ce n'est point ici le lieu de faire valoir les preuves de l'importance et même de la supériorité de l'Hôtel-Dieu sur les autres hôpitaux; l'apologie doit ressortir des faits les mieux avérés, et la suite de ce travail en four-

nira de non moins concluans que nombreux.
Nous nous proposons surtout de faire connaître aux gens du monde ce que les derniers événemens ont offert de remarquable, chirurgicalement parlant, c'est-à-dire de mettre à leur portée une foule de détails qui leur échappent, parce qu'on les considère comme faisant partie du domaine de la science.

De nos jours, le goût des sciences naturelles et le besoin des idées exactes ont répandu dans la société une certaine masse de connaissances qui s'accroît incessamment. S'il répugne encore à quelques personnes d'entendre parler d'anatomie et de s'enquérir des fonctions de nos principaux organes, un bien plus grand nombre, avide d'instruction, recherche avec empressement tous les moyens de s'initier aux mystères de la physiologie humaine. Cette louable tendance doit être se-

condée , puisque chacun, s erendant mieux
compte de ses propres sensations , pourra
plus facilement indiquer ses douleurs, et par
conséquent en être soulagé. C'est afin de do-
ter le public de quelques idées, nouvelles
pour lui, que nous entreprenons ce travail
sur les plaies d'armes à feu. Beaucoup d'erreurs sont accréditées sur cette matière , et
il importe de les détruire , car l'erreur est
toujours nuisible. On verra combien de faux
jugemens , d'imputations odieuses ont leur
source dans ces erreurs, combien de fâcheuses conséquences peuvent en être la suite.
L'oubli du précepte , *Abstiens-toi*, est surtout
ici fécond en mauvais résultats : avant d'examiner, avant de connaître, on accuse, on
juge, on condamne, et l'on semble croire
qu'en fait de coups de fusil chacun a la
science infuse. Il faut avouer que peu de na-

tions en Europe ont acquis sur ce sujet autant d'expérience que les Français; mais cette expérience elle-même, pour être profitable, doit être dirigée par une bonne méthode d'observation. Or, la plupart des militaires, très-experts en courage, le sont beaucoup moins en physique : aussi sont-ils bien loin de se rendre un compte exact de la plupart des phénomènes qui se passent sous leurs yeux. Les gens du monde acceptent sans examen les opinions de ceux qui souvent les ont acquises au prix de leur sang, et de là ces croyances erronées de balles mâchées ou empoisonnées, de gangrène par cause de chaleur, de peste, etc., etc.

Il est temps d'attaquer et de détruire ces préjugés. Une grande occasion s'est présentée et nous la saisissons avec empressement. Dans cette enquête solennelle, nous ne tiendrons compte que des faits incontestables, nous n'alléguerons rien sans preuves positives, et peut-être parviendrons-nous à porter la conviction dans les esprits de nos lecteurs. Nous extrairons des leçons publiques données à l'Hôtel-Dieu par M. le professeur Dupuytren tout ce qui peut avoir trait au plan que nous avons adopté. En puisant à cette source féconde, nous enrichirons notre travail des fruits d'une longue expérience et d'une haute capacité; nous mettrons également à contribution les autres hôpitaux de la capitale, et réunissant en un faiseau tous les renseignemens que nous aurons pu nous procurer, nous offrirons à ceux qui sont chargés d'écrire l'histoire de ces sanglantes journées des documens authentiques, des faits concluans, des résultats positifs.

C'est surtout à ce dernier but que nous devons tendre. Cependant, notre siècle, tout sérieux qu'il soit, veut aussi qu'on l'amuse, qu'on l'intéresse du moins, et cette dernière condition n'est pas la plus aisée à remplir. La direction habituelle de nos idées, les devoirs d'une profession essentiellement sérieuse, le séjour des hôpitaux, sont peu propres à nous fournir les matériaux de ce style animé, de ces formes pittoresques qu'on admire chez quelques écrivains modernes. L'inexpérience de l'auteur viendra se décéler à chaque pas. Espérons qu'on aura pour lui de l'indulgence, et que le sujet, par l'intérêt qu'il comporte, fera passer sur les imperfections de la mise en œuvre. Quelques hommes, chez qui l'imagination la plus chaleureuse est secondée par une admirable puissance de style, ont fait dans ces derniers temps une invasion dans les hôpitaux; ils ont saisi dans ces asiles de douleur des scènes empreintes d'une douce pitié, d'une terreur profonde; ils ont révélé aux gens du monde de nouvelles sources d'émotions, et leurs heureux essais sont loin de les avoir épuisées. Nous aurions besoin de leur plume pour peindre ce que nous avons vu, de leur esprit pénétrant pour en saisir tous les détails et en faire ressortir toutes les inductions morales. Au milieu de cette tempête qui a englouti tant de victimes, de grandes et fortes passions ont agité les masses et réagi sur les individus; il faut étudier leurs effets, et apprécier leur influence sur les désastres que l'art n'a pu prévenir. Tous les chefs du service de santé des hôpitaux sont comptables envers le monde savant des blessés qui leur ont été confiés, et nous pouvons dire, par anticipation, qu'ils ont droit à beaucoup d'é-

loges : mais le public ne peut rester en dehors de ces confidences si intéressantes pour
lui, puisqu'il s'agit de la vie des braves qui
ont combattu pour le triomphe de nos libertés.

De ces diverses considérations résulte pour
nous la nécessité de partager notre travail en
plusieurs parties bien distinctes. Nous examinerons d'abord l'état de l'Hôtel-Dieu avant
les grandes journées de juillet ; nous ferons
connaître ce que l'on y a fait pendant et après
la bataille de Paris ; nous étudierons ensuite
les plaies d'armes à feu dans leurs causes,
leurs effets, leur nature spéciale; enfin, nous
terminerons par un résumé de tous les faits
particuliers que nous avons pu recueillir.

L'HOTEL-DIEU

DE PARIS

EN 1830.

CHAPITRE PREMIER.

COUP D'OEIL SUR L'ÉTAT PHYSIQUE DE L'HÔTEL-DIEU AVANT LE 26 JUILLET 1830.

L'histoire d'un hôpital comme l'Hôtel-Dieu de Paris, écrite avec impartialité, d'après les documens authentiques déposés dans les archives de la ville et dans celles de l'administration, offrirait un haut degré d'intérêt, non seulement aux médecins, mais encore aux fonctionnaires chargés de la salubrité publique. On y verrait un établissement fondé par quelques hommes pieux, dans le seul but d'accomplir les saints devoirs de l'hospitalité, devenir peu à peu le refuge des indigens, s'agrandir par suite de dotations successives au point de servir d'asile à une foule de malades, d'infirmes, de femmes en couches, d'enfans abandonnés, et justifier ainsi tout ce que promet son beau titre. Ceux qui, dans la suite des temps, se chargèrent de perpétuer la sublime pensée du fondateur, avaient par malheur beaucoup moins de lumières que de zèle; aussi vit-on s'introduire successivement une foule de graves abus, tant dans la disposition physique des lieux que dans leur régime intérieur. Il a fallu qu'après plus de douze siècles d'expérience perdue , quelques hommes , poussés par une ardente philanthropie, profitassent de l'heureux mouvement imprimé par une première révolution , pour opérer une réforme que l'humanité réclamait en vain depuis si long-temps. Alors seulement on vit diminuer la proportion des décès, et ce vaste sépulcre, qui dévorait chaque année des générations entières, fut pour ainsi dire contraint de rendre à la société quelques-unes des innombrables victimes que lui sacrifiait la barbarie des temps anciens. Une fois entré dans cette voie de perfectionnement, tout alla de mieux en mieux , et chaque année vit naître des améliorations importantes. On abattit un grand nombre de maisons qui entouraient les deux principaux corps de bâtimens; on perça les salles de larges fenêtres; on diminua le nombre des lits ; chaque malade fut couché seul ; enfin on parvint à des résultats tellement satisfaisans, que l'Hôtel - Dieu , tel qu'il existe aujourd'hui , réunit presque toutes les conditions exigibles dans les établissemens de ce genre.

Nous n'entreprendrons point de retracer ici tous les événemens remarquables qui ont signalé la longue carrière de cet hôpital : une semblable tâche serait trop au dessus de nos forces , et nous éloignerait d'ailleurs du but que nous nous proposons d'atteindre ; qu'il nous suffise de dire qu'après avoir résisté à deux vastes incendies, il a été sur le point de disparaître pour la plus grande gloire d'un savant architecte qui, s'étant déclaré son ennemi personnel , parodiait le *delenda Carthago* du vieux Caton, et voulait faire adopter ses plans à l'autorité supérieure. Le vieil

édifice a bravé toutes les tempêtes; il reste
debout, mutilé, il est vrai, mais plein encore de vigueur et toujours cher, non seulement à ceux qui y ont retrouvé la santé,
mais surtout aux jeunes médecins qui sont
venus dans ses vastes salles puiser une instruction qu'on ne trouve nulle part ailleurs
aussi grande, aussi libérale, aussi complète.

Qui pourrait s'étonner de ce sentiment de
prédilection des anciens élèves de l'Hôtel-Dieu
pour cette maison devenue une nouvelle patrie, au sein de la patrie elle-même? Si l'on ne
peut retourner sans un vif plaisir aux lieux
où se passa notre enfance, si le cœur bat
en revoyant les murs du collége que toute
la sévérité des maîtres n'a pu faire haïr, quelle
émotion n'éprouvera-t-on pas dans un lieu où,
plein de jeunesse et d'ardeur, on a vu s'en-
fuir quelques rapides années au milieu de

travaux intéressans, de plaisirs bien vifs, et où on a contracté de ces liaisons d'amitié non moins fortes que naïves et désormais à l'abri des coups du temps! Combien de fois n'avons-nous pas vu des hommes d'un âge mûr, habitant la province, amenés à Paris par diverses circonstances, accourir à l'Hôtel-Dieu, et saluer d'un regard ému ces lieux si chers à leur souvenir! Ils parcourent ces salles qui composaient autrefois *leur service*, ils reconnaissent encore avec ivresse quelques vieux serviteurs, qui semblent survivre à tout ce qui les entoure pour nouer la chaîne des temps passés avec les temps modernes; leurs jeunes successeurs, les *Internes*, sont là faisant à leur tour ce qu'ils faisaient eux-mêmes à une autre époque, et bientôt ils échangent avec eux les sentimens d'une douce fraternité. Mais quittons ce sujet qui nous entraînerait trop loin, et revenons au point qui doit nous occuper spécialement.

Les deux grands corps de bâtimens qui bordent les rives du petit bras de la Seine, et sont réunis par deux ponts, contiennent mille lits distribués dans quinze salles. De ces salles, cinq seulement sont consacrées à la Chirurgie; elles renferment 264 lits, 191 pour les hommes, 73 pour les femmes. Les deux salles de femmes et une salle d'hommes, formant un effectif de 113 lits, composent le service de M. Dupuytren, Chirurgien en chef; des deux autres l'une appartient à M. Breschet, Chirurgien ordinaire, l'autre à M. Sanson, chirurgien en second. Le service des autres salles est partagé entre six Médecins et un Médecin sédentaire (1), qui en outre est

(1) Cette place que l'administration créa pour servir

chargé spécialement de l'inspection du service et des élèves, tant internes qu'externes. Tel est le personnel médico-chirurgical de l'Hôtel-Dieu , auquel il faut adjoindre un Pharmacien en chef et de nombreux internes en pharmacie.

La situation de cet établissement et son antique renommée y attirent une foule de malades; année courante leur nombre s'élève à quatorze mille. Dans les circonstances urgentes, on met des lits de supplément , et il arrive alors que la population monte à environ douze cents personnes. L'hiver long et rigoureux que nous avons eu cette année a rendu nécessaire cet excédant de service pendant plus de trois mois. La même chose

de récompense aux anciens élèves de la maison , et qui devait, par conséquent, être temporaire, a été immobilisée au bénéfice du titulaire actuel.

est arrivée en été, à une époque plus re-culée, et jamais on ne s'est aperçu que cette espèce d'encombrement ait produit de fâcheux résultats. Nous reviendrons bientôt sur ce fait, qui est incontestable.

Dans une maison où l'on reçoit tant de maladies aiguës, le mouvement doit être rapide et la durée moyenne du séjour des malades très-courte. C'est en effet ce qui arrive et ce qui produit ces renouvellemens si prompts, dont les autres hôpitaux offrent peu d'exemples. Le bureau central d'admission est situé sur le parvis Notre-Dame ; c'est là le point d'où vient la plus grande partie des malades qui sont reçus dans les hôpitaux, et l'on conçoit que les plus gravement affectés sont envoyés de préférence dans l'établissement le plus prochain. Qu'on retire de la Seine un noyé, que les Commissaires de police soient appelés pour une asphyxie, un empoisonuement, un suicide quelconque, ou tout autre accident grave, le malade, le blessé est aussitôt conduit à l'Hôtel-Dieu, et souvent il n'y arrive que pour expirer au bout de quelques instans. D'un autre côté, les consultations publiques données chaque jour à une grande affluence de malades, font recevoir d'urgence beaucoup de cas graves dont il faut tenir compte pour l'évaluation exacte des résultats statistiques de cette maison.

Sur quatorze mille malades reçus chaque année à l'Hôtel-Dieu, on compte environ deux mille décès. De ce nombre il faudrait défalquer deux ou trois cents individus qui meurent dans les vingt-quatre premières heures de leur séjour, et qui appartiennent bien à la statistique administrative, mais non à la statistique médicale, puisqu'ils n'ont subi aucun traitement dans la maison. Quoi qu'il en soit, la proportion des décès est de un sur sept et une fraction, car ordinairement les entrées dépassent le chiffre que nous avons indiqué, tandis que les décès sont toujours au-dessous. Il est constant que la mortalité est moindre dans les autres hôpitaux. Tâchons de faire connaître les véritables causes de cette différence, ou du moins soumettons à un examen consciencieux celles dont on la fait dépendre.

Le nombre des lits est, dit-on, trop considérable pour l'exiguité du local. Il est certain que la mortalité est devenue moindre à mesure que l'on s'est rapproché du terme où l'on est maintenant. Autrefois la population journalière de l'Hôtel-Dieu s'élevait à trois mille individus et quelquefois davantage. Les registres d'entrée étaient alors si mal tenus, qu'une supputation exacte de la proportion

dés décès est chose impossible ; on peut l'é-
valuer à un quart et même plus, en y comprenant les nouveau - nés , car on faisait dans
la maison une immense quantité d'accouche-
mens. Souvent aussi on voyait survenir des
affections endémiques qui multipliaient le
nombre des victimes , et , suivant toute apparence , ces accidens étaient le résultat de
l'encombrement des salles.

Qu'on se figure en effet de longs couloirs
bas et obscurs, remplis de vastes couches dans
lesquelles on entassait jusqu'à six malades à
la fois ; un voyageur harassé de fatigue dor-
mant auprès d'un varioleux ; un typhus auprès d'une fièvre intermittente ; un mal de
gorge au voisinage d'une grave dyssenterie,
et l'on s'étonnera qu'un homme ait pu sortir
vivant de ce cloaque empesté. La médecine
elle-même était complice de tant de barbarie.

Voyez-vous ce grave Docteur Régent de l'ancienne Faculté, parcourant les salles, conduit par une Religieuse? Elle lui désigne au milieu de cette foule de patiens celui qui lui semble avoir besoin de secours ; un examen tel quel a lieu, une prescription est faite et confiée à la mémoire de cette respectable mère qui en reçoit ainsi tous les matins plusieurs centaines. Il n'y avait à cette époque ni internes, ni externes, ni pharmaciens; les religieuses suffisaient à tout, et l'imagination s'effraie en songeant aux ommissions inévitables, ainsi qu'aux erreurs que l'on devait commettre à chaque instant.

Ainsi que nous l'avons dit en commençant, des abus aussi révoltans ont duré jusqu'à la fin du dernier siècle, et de leur destruction date une nouvelle ère pour les hôpitaux de Paris. La première et la plus importante de toutes les réformes , le coucher isolé , a eu sur la mortalité une influence remarquable. Les lits réduits à des dimensions convenables, se sont trouvés suffisamment espacés pour assainir les salles; les fenêtres ont été agrandies , multipliées ; il y en a toujours une entre chaque couchette , ce qui établit un isolement facile entre chaque malade. Anciennement les grands lits appelés *Charniers*, n'étaient pas seulement destinés à contenir cinq et six malades , leur ciel supporté par quatre grosses colonnes recevait chaque soir quelque hôte qui venait y chercher un asile.

De nos jours l'Hôtel-Dieu toujours ouvert à tous les malades , n'exerce plus cette antique hospitalité qu'une police municipale bien entendue rend inutile. Le médecin sédentaire et les chirurgiens de garde veillent sans cesse aux réceptions d'urgence qui ne se font en général qu'aux heures où le bureau central est fermé. Un état civil parfaitement tenu rend un compte exact de tout individu admis dans la maison , et prévient ainsi ces disparitions si fréquentes sous l'ancien ordre de choses. Le nombre de médecins a été augmenté , chacun d'eux a beaucoup moins de malades dans son service; il est secondé par un élève interne qui le représente hors le temps des visites ; des élèves externes sont chargés des pansemens ; enfin un interne en pharmacie écrit sous sa dictée toutes les prescriptions qu'il exécute ensuite sous la surveillance du pharmacien en chef de la maison.

Un service ainsi organisé ne peut jamais péricliter, et les malades sont assurés de ne manquer d'aucun des soins que réclame leur état. Si l'administration mettait un peu moins

de parcimonie dans le régime alimentaire ,
si elle se souvenait toujours qu'un hôpital
ne peut être nourri comme une caserne ,
l'état actuel de l'Hôtel-Dieu ne laisserait presque rien à désirer ; mais rien n'est parfait
ici-bas , et personne n'a le droit de s'en
étonner.

Ce n'est donc point à la quantité des lits
qu'il faut attribuer l'excédant de mortalité
qu'on observe à l'Hôtel-Dieu. Dans tous les
hôpitaux de la capitale et à la Charité plus
particulièrement , les salles, à dimension
égale, en contiennent un plus grand nombre,
et cela est vrai surtout pour celles consacrées
à la chirurgie. Nulle part les lits ne sont aussi
éloignés les uns des autres ; construits en fer
et d'un modèle à la fois élégant et commode,
rien ne s'oppose au renouvellement facile de
l'air , les ciels sont à jour, les rideaux en

étoffe de coton blanche et légère, tout enfin est disposé pour la plus grande salubrité possible.

On a prétendu que le voisinage de la rivière entretenait dans les salles inférieures , surtout, un degré d'humidité qui viciait l'air en rendant plus prompte la décomposition des matières animales. Ce reproche pourrait tout au plus être mérité pendant les grandes chaleurs lorsque les eaux basses ne coulent plus que très-lentement, et alors en ouvrant les seules fenêtres extérieures, ainsi que celles situées aux deux bouts de l'édifice, on obtient un courant d'air très-capable de produire une ventilation suffisante. Qu'on ne croie pas d'ailleurs qu'il y ait jamais dans les salles aucun foyer d'infection ; les soins de propreté sont si actifs , si bien entendus qu'on n'éprouve jamais en y entrant cette

impression qui , dans certains hôpitaux , affecte si désagréablement l'odorat. En 1825 ,
lors de cette épidémie de variole si meur-
trière , plusieurs salles étaient pleines d'individus affectés de cette grave maladie, **et**
cependant les recherches les plus attentives
n'ont pu faire découvrir aucun accident qui
résultât de cet encombrement passager.

Quant à la position de l'hôpital au milieu
d'un quartier populeux et malsain , ces inconvéniens jadis très-grands ont diminué
depuis que l'on a démoli un grand nombre
de constructions qui obstruaient les deux
principaux corps de bâtimens. Les salles
placées en travers sur le petit pont ont
disparu depuis plusieurs années , et lorsque
l'on aura effectué la coupure des deux grandes
ailes qui empêchent le passage des voitures
au devant de l'Archevêché, rien désormais ne

pourra être raisonnablement allégué contre cet établissement. Peu à peu la Cité voit ses ruelles obscures et infectes remplacées par des rues larges et propres ; les nouveaux ponts qui y arrivent rendent la circulation plus active, et les causes d'insalubrité dispa-raissent de jour en jour.

Ainsi donc l'Hôtel-Dieu, avec tous les perfectionnemens qu'il a subis depuis trente années, n'offre plus dans sa situation phy-sique aucun des inconvéniens qu'on lui re-prochait autrefois à si juste titre, et l'on doit attribuer la proportion des décès qui y ar-rivent uniquement à la gravité des maladies qu'on y traite. La suite en fournira de nou-velles preuves.

Tout ce que nous venons de dire s'applique plus spécialement au service médical de la maison, sans cependant manquer de rapports

avec les salles de chirurgie. Les renseignemens nous manquent sur la manière dont
on disposait les salles des blessés avant la
réforme des hôpitaux. Quoi qu'il en soit,
c'est surtout sous le rapport chirurgical que
l'Hôtel-Dieu avait acquis une grande célé-
brité, et les fastes de l'art conservent les
noms justement célèbres d'une longue suite
de chirurgiens en chef qui ont bien mérité
de la science et de l'humanité. M. Dupuytren,
leur digne successeur, a jeté sur ce vaste
théâtre les fondemens de sa renommée, et
les temps modernes en offrent peu d'aussi
brillantes. Long-temps il remplit seul les
nombreux devoirs attachés à sa charge ; son
activité suppléait à tout, elle entraînait à sa
suite internes, externes, chef de clinique,
élèves chargés du service de la consultation ;
tout marchait avec zèle, et l'on retrouvait

dans chacune des parties de ce vaste ensemble , une portion de la pensée puissante qui
l'animait tout entier. Depuis quelques années,
le service chirurgical a pris une extension qui
réclamait de nouveaux collaborateurs ; MM.
Breschet et Sanson secondent les efforts du
chef et justifient chaque jour la confiance
qu'on leur a accordée dans cette circonstance.
Bien que l'empire soit tombé aux mains
d'un triumvirat, l'unité de vues, de moyens,
de doctrine, n'en subsiste pas moins, et la
science s'enrichit de ces efforts combinés qui
tendent tous vers un même but. Les élèves aussi
viennent y puiser des leçons qu'on ne trouve
ailleurs ni plus nombreuses ni plus savantes.
N'avons-nous pas vu, naguère encore, M. Dupuytren faire le matin une visite détaillée de
tous ses malades, une leçon de clinique sur
les cas les plus intéressans, pratiquer les opé-

rations nécessaires, et donner ensuite la consultation aux malades du dehors. Le soir, après la visite, MM. Breschet et Sanson faisaient alternativement une leçon : le premier, sur l'anatomie chirurgicale ; le second, sur la médecine opératoire. Une foule d'étudians se pressaient dans l'amphithéâtre, et l'on doit regretter que des exigeances administratives n'aient pas permis d'exécuter ce plan d'instruction du moins dans sa seconde partie, car pour celle qui est traitée par M. Dupuytren, aucun obstacle n'a été apporté à son accomplissement.

On peut croire que les matériaux d'un bon cours ne manquent pas dans une maison où l'on conduit sans cesse des maladies graves, des cas rares, des blessures de toute espèce et où les consultations gratuites données tous les ans à plus de dix mille individus, font

affluer une foule de lésions extraordinaires.
Il n'est presque aucune des maladies qui entrent dans le vaste cadre nosologique, que
l'on n'observe au moins une fois chaque année dans les salles de l'Hôtel-Dieu; les leçons
ne portent pas sur des faits isolés, mais le
plus souvent sur des masses, de sorte que l'on
observe à la fois les variétés dues à l'âge, au
sexe, aux professions, et qu'en peu de temps
on acquiert une expérience qu'on n'obtien-
drait pas ailleurs.

Cependant certaines parties de la chirurgie
ont un caractère de spécialité tellement tran-
ché, qu'il faut un concours de circonstances
toutes particulières pour en faire l'objet de
leçons spéciales. Les plaies d'armes à feu sont
dans ce cas, et M. Dupuytren avait rarement
l'occasion d'en faire voir quelques exemples
pour servir de base à des préceptes généraux.

Depuis 1814 et 1815, de semblables blessures ont rarement été traitées à l'Hôtel-Dieu; et, si l'on en excepte quelques-unes des malheureuses victimes des fusillades de la rue Saint-Denis, en 1827, on n'a guère vu dans cet hôpital que des plaies résultant de duels ou de suicides. Les coups de pistolet dans la bouche, sur le front, aux tempes, dans la région du cœur, etc., ne sont pas rares, et le professeur ne manque jamais de donner à ce sujet tous les détails qui peuvent s'appliquer à la connaissance d'un genre de blessure aussi digne d'intérêt.

— La chirurgie militaire, si brillante pendant plus de quinze années de guerres mémorables sur tous les points de l'Europe, semblait sommeiller, et les traditions vivantes de sa gloire devenaient de jour en jour plus rares. Quelques ouvrages empreints d'un vrai mérite restaient entre les mains des élèves sans exciter cet intérêt qui s'attache si fortement aux choses palpables. Jamais, en effet, les descriptions les plus rigoureuses ne peuvent équivaloir aux observations recueillies *de visu;* il y a dans un fait soumis à l'examen de nos propres organes, une valeur intrinsèque que rien ne remplace : l'œil, le doigt du jeune chirurgien, lui en apprennent plus en un instant qu'un traité volumineux rempli de sages préceptes. Tout ce qui a été fait jusqu'à ce jour, sur cette matière, s'est trouvé soumis à une épreuve nouvelle. C'est au sein des hôpitaux de la capitale, dans ce calme de la réflexion, loin du tumulte des camps et avec tous les moyens de comparaison possibles, que cette enquête a été faite sans partialité, sans prévention, uniquement dans l'intérêt de la science et de l'humanité.

Les résultats obtenus devront sans doute inspirer quelque confiance puisqu'ils ressortent de recherches dont tous les élémens sont publics. Le nombre des malades, leur âge, leur profession, la nature de leurs blessures, le mode de traitement employé, tout est patent, à la portée de chacun, et jamais plus haut degré d'authenticité ne se rencontra nulle part dans une affaire de ce genre. Loin de nous la pensée de jeter quelque doute sur les travaux antérieurs à notre époque; la probité scientifique d'un écrivain serait la dernière chose que nous voudrions contester, et nous sommes loin d'avoir quelques motifs pour cela : nous ne voulons que profiter de la circonstance actuelle pour soumettre ce qui a été dit sur les plaies d'armes à feu à une sorte de contre-épreuve, dont le résultat ne peut qu'être avantageux à la chirurgie.

Pour arriver plus sûrement à ce but, nous avons commencé par faire connaître le terrain sur lequel la question va être débattue. Il nous reste encore à traiter un point qui n'est pas moins important : voyons ce qui a été fait à l'Hôtel-Dieu pendant les dernières journées de juillet. Il y a dans ce récit diverses circonstances qui serviront à expliquer des faits dont l'intelligence serait difficile sans cela : on se convaincra qu'il importe beaucoup de tenir compte de tout, lorsqu'on veut arriver à la solution exacte d'un problème aussi compliqué.

CHAPITRE II.

CHAQUE partie du service, dans cette immense maison, s'accomplissait avec la régularité accoutumée; la clinique chirurgicale offrait à la curiosité des étudians des cas nombreux et intéressans, et le soir du 26, jour où parurent les fatales ordonnances, la population de l'hôpital s'élevait seulement à 878 individus des deux sexes. C'était le lundi, et à l'agitation produite par cette nouvelle, aux dispositions hostiles montrées par tous les esprits, on dut pressentir de graves événemens. Le 27, on apprit que des troubles avaient eu lieu au Palais-Royal, que la gendarmerie n'avait pu dissiper les rassemblemens, et qu'une protestation anti-ministérielle, à la méthode anglaise, avait été faite avec trop d'énergie pour que l'on s'en tînt là. En effet, dans cette même journée du mardi, la rumeur publique alla croissant, les gendarmes n'attendirent pas qu'on proclamât une nouvelle loi martiale, et dans la soirée quelques décharges de mousqueterie firent couler le sang des Parisiens.

Six blessés furent apportés à l'Hôtel-Dieu, et l'un d'eux, jeune homme élégamment vêtu, expira aussitôt sans qu'on ait pu recueillir de sa bouche, ni trouver sur lui aucun indice propre à le faire connaître. Personne jus-

qu'ici ne l'a réclamé. On a conservé son si-
gnalement.

Les circonstances devenant plus graves,
on jugea nécessaire de n'admettre que les
malades urgens, afin de conserver en disponi-
bilité le plus grand nombre de lits possible.
Le mardi soir il n'y avait dans la maison que
neuf cents malades, et beaucoup étaient en
état de sortir le lendemain, si le cas l'exigeait.

Mais déjà la réaction publique prenait de
la force, plusieurs corps de garde avaient été
enlevés et détruits, des postes désarmés, des
patrouilles mises en fuite ; chacun s'attendait
à de grands événemens pour le lendemain.
L'autorité prenait des mesures tardives, mais
sévères, et une force armée imposante était
dirigée vers quelques points de la ville où
les démonstrations hostiles paraissaient plus
vigoureuses.

Le mercredi 28, la fusillade s'engage sur presque toute l'étendue de la rive droite de la Seine, c'est-à-dire depuis l'arsenal et la caserne des Célestins, jusqu'au Louvre. La rue Saint-Antoine, la place de Grève, et toutes les rues adjacentes, la place du Châtelet, le marché des Innocens, la rue Saint-Honoré et surtout le Palais-Royal, retentissent de décharges continuelles; le 3e et le 6e régimens de la garde royale, et le 7e suisse exécutent à la rigueur les ordres cruels qu'on leur donne, et des feux de pelotons viennent entrecouper çà et là le bruit d'une fusillade déjà trop bien nourrie. Quelques coups de canon se font entendre et de nombreux cadavres jonchent le pavé.

Nous n'essaierons pas de raconter cette grande et terrible journée, elle est encore présente à la mémoire de tout le monde, et l'inexorable histoire seule pourra rendre à chacun selon ses œuvres.

Ce jour-là, le 28, cent dix blessés furent amenés à l'Hôtel-Dieu, et à minuit, dix-sept avaient succombé à des blessures trop graves pour ne pas être complètement au dessus des ressources de l'art. La plupart de ces malheureux avaient été frappés à la place de Grève, ou sur celle du Châtelet, dans les rues Saint-Honoré, de la Monnaie, des Prouvaires, sur le quai de la Mégisserie, sur le pont au Change, ou aux environs. Presque tous avaient reçu presque à bout portant des coups de feu tirés par la garde royale, les cuirassiers, les gendarmes d'élite et les lanciers. Quelques-uns offraient d'énormes blessures produites par des biscaïens ou des portions de mitraille.

Des dispositions avaient été prises pour secourir immédiatement tous ces braves;

trente-huit malades en convalescence étaient sortis le matin, et quelques-uns d'entre eux pour aller combattre; beaucoup de lits furent montés en supplément dans les salles de chirurgie, on évacua des salles de médecine, et bientôt un service d'ambulance active fut organisé. Beaucoup d'anciens internes de l'Hôtel-Dieu étaient venus se mettre à la disposition du chirurgien en chef, et se trouvaient heureux de partager les travaux de leurs jeunes confrères. Disons maintenant quelle marche on suivait dans l'administration des secours.

Les blessés apportés sur des brancards par leurs frères d'armes, arrivaient sur le parvis Notre-Dame, escortés par une foule d'amis, de parens et surtout de curieux qui faisaient irruption jusque dans les salles et y causaient un tumulte extrêmement nuisible aux malades. On dut prendre des mesures pour faire cesser cet état de choses; en conséquence, une douzaine de brancards, placés sous le péristyle, furent destinés à prendre les blessés sur le parvis même, et à les transporter dans les salles sans le cortége qui les accompagnait.

Comme beaucoup d'opérations très-graves devaient être faites sur-le-champ, on avait pensé qu'il serait plus convenable de les pratiquer dans une salle provisoire, afin d'éviter aux autres blessés le spectacle de ces nouvelles douleurs, aussi bien que les cris qu'elles arrachaient aux patiens. Mais la mauvaise disposition du local et surtout l'affluence des malades, ne permirent pas d'exécuter ce projet, et l'on fut contraint d'opérer dans chaque salle, à mesure que le cas l'exigeait. M. Dupuytren fit presque toutes

les opérations ; le débridement des plaies, les
extractions de balles, les pansemens de fractures, les amputations des membres, tout
était fait par lui ou sous ses yeux, et le soin
des premiers appareils était confié à des mains
sûres.

Dès ce jour, des militaires de toute arme
furent apportés à l'Hôtel-Dieu et placés pêle-
mêle avec les citoyens. On pensa qu'il im-
portait de ne point leur assigner de salle
particulière. Il en fût résulté quelque embar-
ras dans le service, et d'ailleurs, en les rapprochant de ceux contre lesquels ils avaient
échangé leurs coups, on espérait faire cesser
toute espèce d'animosité, s'il leur en restait
encore. La suite prouva combien on avait eu
raison, et quelques jours s'étaient à peine
écoulés qu'ils fraternisaient tous ensemble.
On y trouvait encore l'avantage de leur

faire voir que tous recevaient les mêmes soins, que la science ne comptait que des malades là 'où l'on aurait pu distinguer des ennemis, et que Français et étrangers avaient un droit égal à la sollicitude des chirurgiens, puisqu'ils étaient également souffrans et malheureux.

Là nuit du mercredi au jeudi restera long-temps gravée dans la mémoire des Parisiens. Paris mis en état de siége avait offert jusque-là le spectacle terrible d'une population résistant à la violence, se défendant contre une aggression injuste, combattant pour ses foyers domestiques, et ses libertés plus chères encore. Bientôt la scène change, le drame marche à grands pas vers l'heureux dénoûment, et ce peuple contre lequel dix mille soldats levaient leurs armes parricides, va bientôt prendre une attitude nouvelle, et

se ruer sur les satellites d'un pouvoir oppres-
seur. Des barricades s'élèvent de toutes parts,
des armes, des munitions sont distribuées,
plusieurs convois de poudre sont enlevés, et
une masse de combattans se trouve prête à
commencer une lutte dont l'issue ne pouvait
être douteuse. Toute la nuit la fusillade se fit
entendre à la Grève, au Louvre et dans beaucoup de rues voisines; le silence de la nuit
permettait de saisir la moindre explosion.
Quel étonnant spectacle! Nous nous prome-
nions lentement sous le péristyle et dans
l'immense vestibule de l'Hôtel-Dieu, les dé-
tonations de la mousqueterie retentissaient
de toutes parts, et se prolongeaint en échos
sous les voûtes de l'édifice; de temps en temps
un coup de canon dominait tout ce tumulte,
et cette voix grave et solennelle annonçant
de nouvelles victimes, traversait les salles et

arrachait quelques cris de douleur à ceux dont elle ébranlait les blessures.

Le jour parut enfin, et bientôt nous vîmes affluer les blessés. Une sorte de trève tacite, ou du moins de suspension d'armes avait eu lieu ; les militaires en profitaient pour jeter à la rivière les cadavres de leurs camarades, et pour conduire leurs blessés à l'ambulance des Tuileries ou à l'hôpital de la Garde. On apportait les plus gravement malades à l'Hôtel-Dieu, et nous pûmes admirer les sentimens d'humanité qui animaient un grand nombre de citoyens. Ces derniers allaient sans cesse du champ de bataille à la Morgue ou dans les hôpitaux, et le nombre des victimes augmentait avec une rapidité toujours croissante.

L'Hôtel-de-Ville plusieurs fois pris et reprise resta enfin au pouvoir du peuple; bientôt une attaque non moins audacieuse que terrible fut dirigée contre le Louvre défendu par les Suisses; les assaillans s'en rendent maîtres, et aussitôt ils tournent leurs armes contre le château des Tuileries occupé par la garde royale. Le combat ne fut pas long, et de vieilles troupes parfaitement aguerries lâchèrent pied devant des citoyens mal armés, sans discipline, sans chefs, mais animés par un sentiment auquel rien ne résiste. Beaucoup de soldats de la garde royale sentant qu'ils ne pouvaient tenir en ligne, s'étaient jetés dans des maisons de la rue Saint-Honoré, et faisaient un feu bien nourri contre le peuple. Pressés de toutes parts, ils furent enfin forcés dans leurs retraites, et peu d'entre eux parvinrent à se soustraire à la fureur des vainqueurs.

Ici finit la bataille de Paris, car s'il y eut

eneore quelques blessés après cette époque, c'est à la maladresse ou à quelque circonstance particulière qu'il faut l'attribuer. Nous avons passé sous silence plusieurs actions isolées, comme la prise des casernes de l'Ave-Maria, des Célestins et de Babylone, l'enlèvement de plusieurs convois, la poursuite des fuyards, etc. Ce ne sont que des épisodes dont nous ne tenons pas compte, parce qu'ils ne nous ont fourni que peu de malades.

Deux cent quatre blessés entrèrent à l'Hôtel-Dieu dans la journée du 29, et dans cette même journée une vingtaine d'entre eux expirèrent sans que l'art ait pu remédier aux graves lésions dont ils étaient atteints.

L'activité du service avait redoublé à mesure que les circonstances devenaient plus pressantes ; des Docteurs en médecine s'empres-

saient à l'envi de remplir les fonctions d'é-
lève externe, tout marchait avec ordre, et
l'administration secondait dé tous ses efforts
le zèle des chirurgiens. La nécessité de con-
sacrer aux blessés les salles d'en bas, afin de
leur éviter les inconvéniens du transport,
fit promptement évacuer tous les malades
qu'elles contenaient. En quelques heures trois
cent soixante-deux individus des deux sexes
furent envoyés à la Salpêtrière et à Bicêtre,
et trois vastes salles se trouvèrent disposées
à recevoir ceux dont le sang coulait pour la
cause de la patrie. Bientôt le feu cessa et avec
lui la fureur des combattans; l'humanité reprit ses droits, et l'on vit alors le parvis
Notre-Dame couvert de brancards arrivant
de tous côtés. Un certain nombre d'élèves,
dirigés par le chef de clinique (1), allaient

(1) M. le docteur Félix Legros, qui a donné pendant

au devant des blessés, les plaçaient douce-
ment sur les brancards de la maison et con-
couraient ainsi, par leurs soins bien entendus, à leur épargner des douleurs. Plus d'un
malheureux prêt à succomber par suite d'une
grande hémorrhagie, a dû sa conservation
aux secours immédiats qu'on lui administrait
même pendant le transport ; et l'on a souvent
regretté de ne pouvoir envoyer les jeunes
chirurgiens à une plus grande distance du
lieu où leur présence était indispensable.
Quelques médecins du dehors et en particulier MM. Alphonse Sanson, Marx et Regnier
se portèrent à différentes reprises dans le
courant de la journée, vers le Palais de

tout ce temps des preuves d'un zèle et d'une intelligence
dignes des plus grands éloges. Il a, par sa fermeté, pré-
servé des plus grands dangers plusieurs militaires que
la fureur aveugle du peuple poursuivait jusque sur les
marches de l'hôpital.

Justice , le Louvre et la Grève , mais sans pouvoir y être d'une utilité bien réelle. Il y avait au reste dans ces différents quartiers des ambulances provisoires établies par des médecins de la ville qui y rendaient de véritables services en donnant les premiers secours à tous ceux qui en avaient le plus besoin.

Parmi les blessés reçus ce jour-là à l'Hôtel-Dieu , un bon nombre fut dirigé sur l'hôpital de la Pitié qui , par sa position et son étendue , pouvait plus facilement leur fournir un asile assuré. On y envoyait surtout ceux qui pouvaient marcher facilement et sans inconvéniens pour leurs blessures. Une soixantaine se trouvèrent dans ce cas et voulurent bien, après avoir été pansés, céder leur place à ceux pour qui elle était beaucoup plus nécessaire.

Un bien plus grand nombre encore quittè-
rent la maison pour aller chez eux. Quelques-
uns pleins de cette fureur guerrière qui fait
braver tous les dangers, aussi bien que toutes
les douleurs, retournaient au combat en
poussant des cris, présages de la victoire.
D'autres (et ceux-ci ne sont pas rares) restaient sur le champ de bataille malgré leurs
blessures, et nous en avons vu plus d'un qui
a été atteint successivement par deux, trois et
même quatre balles. Il a été constaté que
plus de quatre cents blessés ont été pansés à
l'Hôtel-Dieu dans les trois grandes journées,
et se sont retirés au sein de leurs familles. La
plupart ont continué à venir se faire soigner
à l'hôpital, et aujourd'hui sont guéris ou en
voie de guérison. N'oublions pas qu'ils n'ont
point été portés en compte dans l'état des
blessés de l'Hôtel-Dieu.

Beaucoup de soldats atteints de coups de feu et n'ayant pu gagner l'hôpital du Gros-Caillou, avaient été recueillis par des citoyens, soignés avec zèle et préservés d'une mort inévitable s'ils fussent restés dans les rues. Nous avons vu un garde national apporter lui-même à l'Hôtel-Dieu, conjointement avec ses ouvriers et ses voisins, quatre militaires grièvement blessés qu'il avait gardés chez lui pendant plusieurs jours. Il ne semblait pas se douter du mérite d'une telle action, et disait à ceux qui le louaient : « Ne faut-il pas secourir ceux qui souffrent! »

Dans la journée du 30 juillet, nous reçumes encore trente-quatre blessés qui avaient été pour la plupart secourus en ville. Pendant les trois jours suivans, il en arriva environ vingt-quatre. Plus tard il en vint encore, mais ils étaient moins gravement blessés. C'étaient des ouvriers qui ayant reçu à domicile les premiers secours, se trouvaient dans l'impossibilité de pourvoir aux exigences d'un traitement long et difficile, surtout dans des circonstances où tant d'intérêts pouvaient se trouver compromis. Depuis cette époque, des entrées successives ont eu lieu, et aujourd'hui le nombre total des individus couchés à l'Hôtel-Dieu s'élève à trois cent quatre-vingt-dix; sur ce nombre on compte trois cent deux citoyens, soixante-deux militaires de toute arme et de tout grade, vingt et une femmes et cinq enfans au-dessous de quinze ans. Voyons maintenant quelle fut l'organisation définitive du service des salles de chirurgie, mais avant disons qu'environ quarante blessés ont succombé dans les trois premiers jours de leur admission à l'hôpital, ce qui prouve mieux que tout autre argument combien étaient graves les blessures de la plupart de ceux qui furent apportés à l'Hôtel-Dieu.

Nous avons dit précédemment que les salles consacrées à la chirurgie sont au nombre de cinq, trois pour les hommes et deux pour les femmes. Trois autres salles appartenant à la médecine furent remplies de blessés : chacun des chirurgiens en prit une en supplément, et la répartition se trouva ainsi faite. L'administration avait mis à la disposition de M. Dupuytren un certain nombre d'internes provisoires, qui furent chargés chacun d'un rang dans les salles d'hommes ; d'anciens élèves de la maison reçurent aussi un emploi analogue ; beaucoup d'étudians, de médecins étrangers s'étant offerts bénévolement eurent chacun un nombre déterminé de lits à soigner, et en une heure tout fut en état. Tout le monde savait ce qu'il avait à faire, et pendant la visite du matin qui durait quatre et cinq heures, les opérations , les pansemens se faisaient avec une régularité parfaite. Au sein de ce vaste concours de soins et de zèle, pas de confusion , pas de désordre, pas d'omission ; chacun s'acquittait du devoir qu'on lui avait prescrit ou qu'il s'était imposé, et les malades soulagés souriaient à l'espoir d'une prompte guérison. Le soir une nouvelle visite était faite alternativement par MM. Breschet et Sanson ; les opérations urgentes étaient pratiquées à l'instant même, les appareils dérangés étaient replacés, de nouvelles prescriptions étaient faites à ceux qui en avaient besoin, et le calme reparaissait au milieu de ces malheureux pour qui les longues heures de la nuit se traînent avec tant de lenteur

Il nous reste à parler de la part que l'ad-

ministration a prise dans ces grandes circonstances. Nous avons dit que le jeudi 29, trois
cent soixante-deux malades avaient été évacués
sur Bicêtre et la Salpétrière. Le jour précédent,
la population de l'hôpital s'élevait à neuf cent
cinquante-deux individus; l'évacuation du lendemain ne fut pas tout-à-fait compensée par les
réceptions du jeudi; aussi le soir de ce jour
n'avions-nous qu'un effectif de sept cent
soixante-onze malades. Les jours suivans, les
sorties dépassèrent constamment les entrées ;
aussi le chiffre total des malades présens
tomba-t-il à sept cent onze, puis à six cent
quatre-vingts. Ces relevés, dont nous garantissons l'authenticité, répondent d'une manière
péremptoire au reproche d'encombrement
que l'on a adressé à l'Hôtel-Dieu. Jamais les
salles des blessés n'ont été pleines, et la mort
si prompte d'une quarantaine d'entre eux

éclaircit suffisament les rangs de ceux qui restaient. Un assez bon nombre d'hommes ma-
riés qui n'étaient que légèrement atteints s'en
allèrent bientôt chez eux, et la salubrité de
l'hôpital, qui n'avait pas un instant été com-
promise, dut être bien assurée puisque deux
cent cinquante lits au moins demeuraient
vacans.

Il est une chose beaucoup plus importante
à examiner dans les hôpitaux, c'est le régime alimentaire, dont la mauvaise qualité a
constamment été l'objet des réclamations de
tous les médecins et chirurgiens qui s'occu-
pent un peu de leurs malades. Il est sans
doute convenable que la plus sévère économie préside à leur nourriture ; mais il est
un terme à tout, et comme nous l'avons dit
précédemment, un hôpital ne peut être traité
comme une caserne. Le pain, le vin et la

viande sont passables, nous en convenons;
mais les alimens maigres, consistant en légumes, pois, lentilles, haricots et pommes
de terre, le plus souvent ne sont pas man-
geables, même pour des gens en bonne santé;
à plus forte raison seront-ils nuisibles aux
malades, et trop souvent il arrive des accidens graves, par suite de leur emploi chez
des convalescens, dont les forces digestives
ne peuvent élaborer ces grossiers alimens.

L'occasion était favorable ; aussi M. Dupuytren ne manqua-t-il pas de la saisir. Des ordres furent donnés à l'économat de la maison,
et bientôt les malades dont l'état le permettait reçurent du poisson et des légumes frais,
des viandes légères, du poulet, du veau ; on
leur donna de bon vin, et sous l'influence
de ce régime plus substantiel on vit des
convalescences plus rapides. Espérons que le

Conseil d'administration ne rétrogradera pas vers l'ancien ordre de choses. Quelques sous ajoutés au prix moyen de la journée des malades, augmenteront d'une manière très-sensible leur bien-être, et les rendront plutôt à leurs travaux habituels. Un léger avantage acquis au bénéfice des masses, s'accroît dans une progression immense et produit bientôt une somme de bonheur à laquelle on doit se trouver heureux d'avoir concouru.

C'est en obéissant à ce sentiment si honorable que beaucoup de citoyens généreux tournèrent leurs regards vers l'Hôtel-Dieu et s'empressèrent de travailler au soulagement des malheureux blessés. Des caisses d'oranges furent envoyées par des personnes dont nous tairons le nom, car la charité a aussi sa pudeur, et nous leur épargnerons des louanges que leur modestie refuserait.

Mais d'autres besoins plus impérieux encore se faisaient sentir, et le public parisien avec son tact admirable s'occupa bientôt d'y pourvoir. On pouvait craindre qu'un aussi grand nombre de blessés, reçus tout-à-coup dans un hôpital même aussi richement approvisionné que l'est l'Hôtel-Dieu, ne vinssent à manquer de linge à pansement et surtout de charpie. Cette pensée, qui s'était présentée à la fois à un grand nombre d'esprits, organisa en un clin d'œil une multitude d'ateliers où l'on travailla sans relâche à confectionner ces objets de première nécessité. De grands paniers placés sous le péristyle servaient à recevoir ces pieuses offrandes, et lorsque l'importance de ces dons eut engagé l'administration à consigner sur un registre le nom des personnes à qui l'on en était redevable, beaucoup refusèrent de se faire connaître (1). C'était assurément un gracieux spectacle de voir une foule de jeunes personnes offrir en rougissant le travail de leurs mains, et jeter un regard empreint de la plus douce pitié sur cette maison renfermant tant de malheureux. Chacun s'empressait à l'envi dans le somptueux salon aussi bien que dans la loge du portier; au tumulte du combat succédaient de paisibles travaux; chaque rue offrait des ouvrières diligentes; aussi tant d'efforts réunis eurent-ils bientôt produit d'immenses résultats.

Cet élan se propagea même dans les dé-

(1) Les dames de la halle, réunies en grand nombre dans un vaste local, ont travaillé avec le zèle dont elles ont donné tant de preuves. Chaque jour elles envoyaient à l'Hôtel-Dieu un brancard chargé d'une énorme quantité de linge et de charpie. Nous citerons aussi le collége Louis-le-Grand, qui a donné beaucoup de draps et des appareils à pansement.

partemens, et quelques-uns, bien que très-éloignés, firent parvenir à l'administration des ballots de linge, des caisses de charpie, qui attestaient combien on avait mis de zèle à leur confection. La ville d'Angers s'est particulièrement distinguée dans cette occasion, et nous lui devons la justice de déclarer que le bon exemple qu'elle a donné dans cette circonstance extraordinaire, a trouvé de nombreux imitateurs.

Des mesures avaient été prises pour que rien ne manquât, et les exigences du service eussent pu être plus grandes sans qu'on se trouvât au dépourvu. La charpie seule peut-être eût fait faute, aussi s'était-on empressé d'en confectionner dans les hospices. La générosité publique vint merveilleusement au devant de ce besoin, et désormais tout fut assuré. L'autorité administrative provisoire

s'empressa de mettre à notre disposition les
réserves du magasin général des ambulances
de l'armée. On trouva là une grande quantité
de beaux appareils à fracture, dans le meilleur état possible et prêts à être employés.
D'un autre côté, une circonstance toute particulière fit apporter à l'Hôtel-Dieu la plus
grande partie du linge de l'Archevêché.
M. Breschet apprenant que le peuple était
entré dans le palais, s'y rendit aussitôt revêtu
de son tablier de service. (1) Déjà le pillage
était commencé par quelques hommes que

(1) On a pu remarquer à diverses reprises, dans ces
mémorables journées, combien le peuple conservait de
raison et de bon sens au milieu de l'effervescence générale. Le tablier de chirurgien a constamment suffi aux
individus qui le portaient pour se faire obéir de tous ceux
à qui ils donnaient des ordres. A l'Archevêché, à l'Hôtel-
de-ville, les chirurgiens, par leur fermeté et leur présence d'esprit, ont rendu de véritables services.

tout le désintéressement de beaucoup d'autres ne pouvait contenir, lorsque le chirurgien ordinaire de l'Hôtel-Dieu les engage à
transporter tout le mobilier à l'hôpital pour
être employé au service des blessés. Cette
idée est accueillie avec empressement, et aussitôt linge, lits, argenterie, ornemens, dra-
peries, bijoux et même de l'argent monnayé,
sont apportés fidèlement au lieu désigné, et
bientôt en exécution de la promesse, on dé-
coupe en bandes et en compresses une grande
partie du linge de table et de chambre. De
cette manière, furent sauvés une foule d'objets précieux qui sans cela eussent été brisés et probablement jetés à la rivière, car il
est avéré que plusieurs individus qui pillaient
ont été sévèrement châtiés par ceux qui
étaient leurs égaux, peut-être même leurs amis.

Nous n'oublierons pas de faire mention

d'une autre circonstance dans laquelle des services non moins importans ont été rendus. Quelques individus se mettaient en devoir d'incendier l'Archevêché; on ne parvint à les en empêcher qu'en leur faisant sentir combien de risques ils feraient courir aux bâtimens de l'Hôtel-Dieu et aux blessés qu'ils contenaient. Toute animosité céda à cette considération, et de grands désastres furent prévenus. Quelques jours plus tard, le peuple voulut creuser une large fosse dans le jardin qui est à la pointe de l'île, et y entasser un grand nombre de cadavres recueillis à la Grève et dans les environs. M. Dupuytren fit sentir combien le voisinage d'un tel foyer d'infection pourrait avoir d'inconvéniens pour l'Hôtel-Dieu et pour tout le quartier de la Cité : le préfet de police, M. Bavoux, chargé provisoirement de ces importantes fonctions et à qui la ville doit des actions de grâce pour les services qu'il a rendus dans ces temps difficiles, donna des ordres en conséquence, et ce projet fut abandonné.

Nous ne terminerons pas cette revue de tout ce qui s'est passé à l'Hôtel-Dieu dans ces derniers temps, sans parler d'un fait qui honore le caractère de messieurs les élèves de cette grande maison. Plusieurs d'entre eux pensèrent que la plupart des blessés appartenant à la classe la moins aisée, se trouveraient, eux et leurs familles dans le denuement lorsqu'ils viendraient à sortir de l'hôpital. En conséquence ils ouvrirent une souscription pour administrer à ces malheureux quelques secours pécuniaires dans le temps même où ils en auraient le plus besoin. Cette idée fut accueillie avec enthousiasme. Tous les élèves, les médecins et les chirurgiens, les administrateurs, les religieuses, les employés, les infirmiers eux-mêmes, s'empressèrent d'y souscrire; un bureau de recette fut établi dans le vestibule, et lorsque quelques jours plus tard une auguste princesse, suivie de sa noble famille, vint visiter l'asile du pauvre, et répandre quelques consolations au milieu de tant d'êtres souffrans, on lui présenta cette liste et elle voulut bien s'y inscrire, donnant ainsi l'exemple d'un bienfait accordé avec une grâce et une simplicité qui en doublaient le prix. Une somme d'environ six mille francs fut amassée en peu de jours, et déjà une partie a été distribuée aux familles plus nécessiteuses, aux veuves et aux orphelins.

CHAPITRE III.

REMARQUES SUR LES EFFETS PRODUITS PAR LES ARMES
A FEU.

Avant de parler des blessures que nous avons observées dans les salles de l'Hôtel-Dieu, nous croyons convenable de donner quelques détails sur les effets des coups de feu en général. Ce sujet, tout connu qu'il paraisse, offre cependant un certain nombre de considérations qui auront sans doute échappé à la plupart de nos lecteurs. Ce sera une occasion de poser quelques principes sur cette matière, et d'éviter des redites dans le cours de ce travail. Il sera facile d'appliquer les règles établies dans ce chapitre aux faits particuliers qui se rencontreront dans les chapitres suivans.

Les effets d'un coup de fusil dépendent surtout de la manière dont l'arme a été chargée, et de la distance à laquelle on l'a tire. Examinons successivement ces deux circonstances principales, ainsi que les conséquences qui en résultent.

Il existe en physique un instrument appelé fusil à vent : il se compose d'une crosse creuse dans laquelle on introduit une grande quantité d'air, que l'on comprime au moyen d'une pompe foulante. A cette crosse est adapté un canon de fusil ordinaire ; une batterie est disposée de façon à laisser passer dans le canon une certaine quantité d'air qui sort du réservoir, chasse devant lui une balle avec une vitesse proportionnée au degré de compression qu'on lui avait fait subir. L'expérience prouve que, même en ne mettant pas de balle dans ce fusil, la colonne d'air qui s'échappe en vertu de son élasticité, a une force d'impulsion très - considérable. Cette force suffit pour perforer un châssis de papier, un rideau d'étoffe de coton; elle fait un large trou dans un corps mou comme du beurre, par exemple.

Les fusils ordinaires présentent un phénomène analogue : quand l'ouverture de la lumière est trop grande, si l'on enflamme la poudre placée dans le bassinet, une partie de sa force passe dans le canon et chasse la colonne d'air qui le remplit, mais avec bien moins de violence que dans le cas précédent.

Les fusils dits *à piston* présentent ce phénomène à un degré bien plus remarquable.

Le petit cylindre sur lequel s'adapte la capsule garnie de poudre fulminante, est percé
d'un trou beaucoup plus étroit que la lumière
des fusils à bassinet. La chambre de la culasse
qui reçoit l'extrémité de ce petit pertuis, est
arrondie et disposée de façon à faire conver-
ger vers un seul point la somme de toutes
les résistances qu'elle oppose à la dilatation
excessive de la poudre en conflagration.

Il en résulte qu'à charge égale les fusils à
piston l'emportent de beaucoup sur les autres.
La meilleure preuve qu'on puisse en donner
c'est que la seule explosion de la capsule
suffit pour chasser l'air contenu dans le canon
avec une force capable d'éteindre une chandelle, à la distance de cinq ou six pieds.

Si, dans un fusil quelconque, on met de
la poudre sans bourrer par dessus, l'explosion, peu bruyante, est cependant assez forte

pour contondre violemment la peau , si elle est reçue de près.

Quand l'arme est chargée à poudre seulement, mais bourrée avec plus ou moins de force, les effets varient toujours suivant ce degré de résistance et l'éloignement du corps qui est frappé. Dans beaucoup de provinces, on a l'habitude, à certaines époques de l'année, d'allumer des feux de joie et de tirer des coups de fusil au devant de la porte de ceux à qui on veut faire honneur. Il arrive très-souvent que ces coups de fusil tirés à une petite distance, attaquent fortement le bois et même le perforent. Il faut dire aussi que pour faire plus de bruit on bourre avec de l'étoupe fortement comprimée, ou avec des disques de feutre à chapeau, ou avec d'autres corps également élastiques et résistans. Il n'est pas rare de voir survenir de graves accidens au milieu de ces fêtes, et ils n'ont pas d'autre cause que celle que nous venons d'indiquer.

Deux individus se prennent de querelle; l'un deux poussé par la colère, lâche un coup de fusil chargé à poudre seulement, dans le ventre de son adversaire qui tombe mort à à l'instant même; le coup avait été tiré à la distance d'un ou deux pieds au plus. M. Dupuytren, chargé de constater juridiquement la cause du décès, trouva la paroi de l'abdomen percée d'un trou qui offrait plus d'un pouce de diamètre; l'intestin était ouvert, la bourre du fusil était au milieu du ventre, et aucune autre issue n'existant, il fut avéré que le fusil ne contenait que de la poudre.

Il arrive très-souvent que dans le trouble qui précède la plupart des suicides, la balle est oubliée, et le pistolet chargé à poudre seulement. Dans ce cas, les parties molles qui forment les diverses parois de la bouche, sont violemment distendues par la raréfaction de l'air; les lèvres sont déchirées comme en étoile, et s'il ne survient aucun autre accident, le malade est bientôt guéri de sa blessure et de l'envie de recommencer. Si le coup de pistolet est tiré contre la poitrine, même sans balle, et à bout portant, la mort arrive, et les exemples n'en sont pas rares. Ce résultat est évidemment dû à la plus grande résistance des parties qui composent la poitrine.

Examinons maintenant l'action des différens corps mis en mouvement par l'explosion de la poudre.

Les amateurs d'Ornithologie qui désirent se procurer des oiseaux sans altérer leur plumage ni fracturer leurs os, mettent quel-

quefois dans le canon de leur fusil une certaine quantité d'eau. Ce liquide, ainsi pro-
jeté avec violence , suffit pour étourdir ces
petits animaux ; quelquefois même il les tue.
On emploie pour le même but des graines
sèches, telles que le froment, les pois et
autres. On conçoit que l'action de ces corps
augmente en raison de leur pesanteur.

Tout le monde sait qu'une chandelle de
suif, placée dans un fusil, peut perforer une
planche même assez épaisse, pourvu toutefois que le coup soit tiré à une petite distance. Dans ce cas, l'extrême vitesse impri-
mée au corps mou, supplée la densité qui
lui manque et surmonte la force de cohésion
du bois.

Il arrive assez souvent que l'on mette une
poignée de gros sel de cuisine dans un fusil,
afin de punir des écoliers maraudeurs , ou

autres individus également enclins au pillage.
Si le fusil est chargé depuis quelques instans et
qu'il soit tiré à distance convenable, le but
peut être atteint sans grands inconvéniens; mais
si on laisse au sel le temps de se concréter,
et que l'on tire d'assez près, la charge peut
faire balle et causer de graves accidens. Nous
avons vu, dans un cas semblable, un gros
chien tué tout raide.

Le petit plomb de différent calibre dont
on se sert pour la chasse agit de deux manière, ou bien il frappe en masse, et, comme
on le dit, il fait balle, ce qui dépend de la
bonté du fusil et de la petite distance où se
trouve le but, ou bien il se disperse et tou-
che isolément. Dans le premier cas son action
est très-énergique, et elle produit sur les
corps vivans des effets plus redoutables
qu'une balle seule; le fils du maréchal Mon-

cey a été tué par un accident de ce genre, et chaque année la saison de la chasse compte quelques victimes de l'imprudence ou de la maladresse des amateurs. Très-souvent une balle seule traverse le poumon sans entraîner la mort, tandis qu'une charge de plomb dilacère les organes, et emporte infailliblement le blessé. Quand au contraire le coup est reçu à distance, il est rare qu'il en résulte d'accidens, à moins que la partie atteinte ne jouisse d'une grande importance. Un œil blessé par un grain de plomb est presque toujours perdu sans ressources. Si le cœur était atteint, ainsi que l'estomac ou les intestins, il pourrait en résulter de graves désordres, mais le petit plomb pénètre rarement plus loin que le tissu cellulaire sous-cutané. Le grand-père de M. Dupuytren, reçut au travers d'une haie un coup de feu chargé de petit plomb qui couvrit toute la face. La plupart des grains restèrent dans l'épaisseur des parties sans donner lieu à aucun accident.

Les chevrotines et les balles d'un petit calibre se rapprochent des balles ordinaires, et ne produisent pas moins de ravages quand elles sont reçues à une portée convenable; seulement, comme elles sont presque toujours multiples, le même coup de fusil fait un plus grand nombre de blessures et augmente d'autant le danger. Il est à remarquer que beaucoup de fusils de chasse portent mal la balle; elle est promptement déviée et perd bientôt de sa vitesse, de sorte qu'il n'y a ni sûreté pour celui qui tire, ni beaucoup de danger pour celui qui sert de but. Cette observation s'appliquera plus tard à un grand nombre de faits.

Quant au coup de fusil de munition, nous étudierons plus spécialement ses effets

en parlant des blessures qui en ont été le résultat (1). Nous devons cependant signaler dès
à présent quelques-uns des phénomènes dont
il est accompagné ; mais il faut pour cela que
nous parlions de l'influence exercée par la
nature des milieux que traverse le projectile.
Nous examinerons ensuite celle qui résulte
de la distance où se trouve le corps frappé
par la balle.

La résistance opposée par l'air au passage
d'un corps quelconque qui déplace ses molécules, affaiblit promptement la marche de
ce corps. Une balle a une vitesse qui diminue
graduellement depuis l'instant où elle sort
du fusil, jusqu'à celui où elle va toucher le

---

(1) Une cartouche ordinaire contient trois gros de
poudre ; l'ordonnance veut qu'il y en ait cent dans un
kilogramme. La poudre dite à canon, c'est-à-dire à gros
grain, a tout autant de force que la poudre fine. La balle
de calibre pèse sept gros.

sol. Tout corps contre lequel elle se heurte, lui fait perdre une partie de cette même vitesse et l'arrête tout-à-coup, si sa pesanteur et la solidité surpassent la force en vertu de laquelle elle se meut. Bien entendu que cet arrêt n'a lieu que quand le projectile arrive perpendiculairement au plan de la surface qu'il rencontre. Si le choc arrive obliquement, la balle est réfléchie suivant un angle plus ou moins ouvert. Ces principes d'une physique vulgaire ne doivent pas être perdus de vue, et sont d'une application très-utile dans la plupart des cas de plaie par arme à feu.

Si une balle rencontre un corps liquide, comme la surface d'une rivière, elle s'y enfonce en produisant un déplacement des molécules aqueuses, par suite duquel elle est plus ou moins déviée de sa marche. On dit que dans quelques cas ce projectile ricoche comme sur la terre; nous ne savons jusqu'à quel point cette opinion est fondée. Il est certain que le plomb de chasse éprouve ce mouvement de répulsion. Deux jeunes gens, placés de chaque côté d'un canal, tiraient sur le poisson; un des chasseurs placé dans la direction du coup que venait de lâcher son camarade, reçut un grain de plomb qui pénétra du bas en haut au travers de la paupière inférieure, jusque dans le globe de l'œil, qui fut perdu sans ressource. La position dans laquelle se trouvait le blessé au moment de l'accident, ainsi que la direction de la petite plaie, ne laissèrent aucun doute sur la marche suivie par le corps vulnérant. Il faut d'ailleurs que le fait soit bien connu, puisqu'il existe une ordonnance de police, qui défend de chasser le poisson au fusil quand il y a des habitations sur les bords de la rivière.

Certains corps très-fragiles, comme le verre à vitres, et mieux encore les glaces placées aux fenêtres, sont souvent percées par une balle comme avec un emporte-pièce. Cela arrive surtout quand le choc est direct et que la vitesse est considérable. Si le projectile vient obliquement et que sa marche soit ralentie, le verre est brisé en éclats. Cette remarque et beaucoup d'autres analogues ont pu être faites au Louvre; presque toutes les glaces de cet édifice ayant été détruites. Plusieurs d'entre elles, du côté de la colonnade, ont résisté au choc, et un cercle dépoli indique le point qui a été frappé. Il est vrai que ces glaces ont environ quatre lignes d'épaisseur. Dans plusieurs endroits, la balle a fait sauter une portion de leur surface intérieure sans cependant faire un trou; il est probable que ces balles étaient de petit calibre et lancées par un fusil faiblement chargé. Il faut tenir compte aussi de l'élasticité dont jouissent les glaces quand elles ont une certaine dimension, et celles dont nous parlons sont fort grandes (1).

Le plâtre, le bois, la pierre, le granit et les différens métaux offrent des degrés de résistance très-variés; aussi les projectiles ne se conduisent-ils pas de la même manière à l'égard de chacun de ces corps. Dans le plâtre, elles font un trou et y restent; dans le bois, s'il a peu d'épaisseur, elles font deux ouvertures très-différentes l'une de l'autre, celle d'entrée qui est d'un diamètre égal à celui de la balle, et celle de sortie beaucoup plus grande et accompagnée d'éclats plus

(1) On se fera une idée de leur qualité, et surtout de leur nombre, quand on saura qu'au Louvre seulement il en a été brisé pour 80,000 francs.

ou moins étendus. Nous retrouverons sur les corps vivans un phénomène tout semblable et dont nous donnerons alors l'explication. La pierre que rencontre une balle se brise en éclats si elle a peu de cohésion, ou bien elle résiste, et alors le projectile s'aplatit, se divise en fragmens, rejaillit quelquefois à une grande distance, et peut aller blesser des personnes qui ne se trouvaient nullement dans la direction du coup de fusil. Le granit, le marbre reçoivent de légères empreintes, à moins que le coup ne soit tiré de très-près, et que la partie frappée n'offre une disposition spéciale, comme les statues, les bas-reliefs et autres objets d'art dont la structure est quelquefois fort délicate.

Les métaux ne résistent pas tous également bien au choc d'une balle. Le fer fondu offre une densité beaucoup moindre que celle du fer forgé, même en tenant compte de la forme différente des parties frappées. Les grilles de fer terminées par des ornemens donnent une preuve de cette différence de solidité. Le barreau rond ou carré porte des empreintes superficielles, tandis que la pique, le thyrse ou la fleur de lys qui le termine, sont creusés de trous profonds ou brisés en éclats. Les ornemens de bronze du grand portail de la colonnade sont criblés de balles qui ont passé au travers, tandis que les grilles voisines sont à peine entamées.

Les cuirasses, que l'on dit à l'épreuve de la balle, ne le sont pas toujours, car nous avons vu un citoyen portant l'armure d'un soldat qu'il avait tué d'un coup de fusil; la balle avait traversé la cuirasse de part en part, justement sur l'arête saillante qui se remarque à sa partie antérieure. Nous sommes assurés que des remarques du même genre ont été faites sur un grand nombre d'individus tués à la place de Grève et dans la rue Saint-Antoine. L'illustre et savant Tenon avait proposé à l'Académie des sciences un genre d'armure composé de plusieurs réseaux métalliques dont les ouvertures se contrariaient. Des expériences furent faites, et l'on vit qu'à cent pas une balle de calibre perforait cette cuirasse, qui n'offrait par conséquent aucune garantie.

Quant à la mitraille, aux biscaïens et aux boulets, leur action ne diffère des balles dont nous venons de parler que par leur masse plus considérable, leur forme irrégulière et surtout l'impulsion immense qu'ils reçoivent. Nous reviendrons sur ces différens points en traitant des blessures produites par ces causes.

Relativement à la portée du coup de feu, on conçoit toute la différence que cela doit produire dans les résultats. A une très-petite distance, la partie atteinte reçoit non-seulement le projectile au moment de sa plus grande puissance, mais encore toute la force de l'explosion elle-même avec la bourre: il y a à la fois, si le corps en est susceptible, brûlure, déchirure, attrition énorme. Ce sont les cas les plus graves. Si la distance est assez grande pour que la balle seule atteigne le but, son action est d'autant plus grande qu'elle est plus éloignée du terme de sa course; elle cause un ébranlement proportionné à cet excédant de puissance, et donne lieu à des accidens plus ou moins graves, suivant la nature des parties blessées. Si au contraire le projectile est au terme de sa course, il ne produit plus qu'une impression légère; les organes vivans sont contus : nous parlerons de l'effet produit par ce qu'on appelle les balles mortes.

Il est encore, sur l'action des balles, quelques particularités que nous ne devons pas omettre. Si elles frappent obliquement une surface cylindrique, comme une colonne de marbre, par exemple, elles sont réfléchies de la même manière que si c'était une surface plane. Si, au contraire, elles rencontrent l'extrémité du diamètre d'un demi-cylindre creux, elles suivent très-exactement la courbe qu'il décrit, et continuent leur marche jusqu'à l'autre extrémité du diamètre. On peut voir, sous le guichet du Louvre, du côté de la colonnade, une grande niche destinée à recevoir une statue, et dont la courbe a au moins quatre pieds de développement. Une balle est venue frapper près du bord droit de cette concavité; elle y a produit une empreinte de quelques lignes de profondeur, elle s'est brisée en éclats au nombre de dix à douze, et tous sont partis de là en rayonnant pour décrire la courbe complette. Chacun des fragmens de plomb a laissé une trace évidente de son passage. On conçoit très-bien que dans un cas semblable une balle puisse revenir vers son point de départ et blesser en retour celui qui a tiré le coup de fusil, s'il est à peu de distance, ou toute autre personne placée dans la direction nouvelle du projectile.

La tête et la poitrine de l'homme présentent aussi une forme cylindrique très-marquée. Il arrive souvent qu'une balle qui frappe sur un des côtés du front, chemine entre les os et la peau et va sortir au point opposé sans rien léser à l'intérieur. La même chose s'observe à la poitrine ; on croirait que cette partie est traversée de part en part, lorsque au contraire le projectile a décrit une courbe en suivant la face extérieure des côtes. Ce phénomène est dû à la résistance de la peau, qui, très-élastique et en même temps très-solide, s'oppose à ce que la balle soit réfléchie au dehors.

Tous les corps jouissant de beaucoup d'élasticité résistent plus ou moins à l'action des balles. On sait qu'un matelas est un retranchement beaucoup plus sûr qu'une cloison de planches. Les vêtemens, surtout ceux de laine (1), protègent jusqu'à un certain

______

(1) Les habits rembourrés donnant à la poitrine des militaires une forme bombée, sont une excellente chose, et plus d'un soldat n'a dû la vie qu'à cette mode importée par les Russes en 1814.

point les parties qu'ils recouvrent. Il est à ce sujet plusieurs remarques à faire. Le trou que fait une balle à un habit est toujours beaucoup plus étroit que celui qui existe à la peau correspondante ; souvent même la balle pénètre à une assez grande profondeur dans un membre sans perforer le pantalon qui le recouvre. En 1814, un soldat français, blessé sous les murs de Paris, fut reçu à l'Hôtel-Dieu. En examinant la partie supérieure de la jambe, on trouva des fragmens de toile enfoncés dans l'os de cette partie ; de fortes tractions amenèrent au dehors une sorte de bourse contenant une balle entièrement enveloppée par une partie de la guêtre du malade. La pièce est conservée à l'Hôtel-Dieu. Parmi les blessés reçus à la Pitié, l'un d'eux a offert un cas analogue. Une balle a pénétré dans le ventre, en poussant au de-

vant d'elle la chemise, qui ne s'est pas déchirée, et a servi très-utilement à l'extraction
du projectile. Aujourd'hui la guérison est à
peu près complète.

La différence de largeur entre l'ouverture des
vêtemens et celle de la peau dépend, comme
nous l'avons dit, de l'élasticité des parties.
Les muscles, au moment où ils sont atteints,
sont presque toujours dans un état de tension
qui les rend plus friables ; la peau qui les
revêt ne se brise pas aussi facilement, et
souvent même elle résiste tout-à-fait, tandis
que les parties sous-jacentes sont dilacérées.
On trouve même quelquefois les os broyés
sans que la peau soit entamée, et c'est dans
des cas de ce genre que l'on attribue la blessure au *vent du boulet*.

Cette opinion, fortement accréditée parmi
les militaires, est fondée sur des faits mal

observés. Un projectile dont la vitesse a beaucoup diminué frappe obliquement une surface ronde, comme la cuisse, par exemple,
et poursuit sa route sans laisser de traces de
son passage sur le pantalon de la personne
blessée : cependant la partie est frappée de
stupeur, d'engourdissement, l'individu est
tombé; et quand on examine le membre
malade, on trouve qu'il est fracturé, que
toutes les parties molles sont réduites en
bouillie, quoique la peau ne paraisse pas altérée. Si, au lieu de la cuisse, c'est la poitrine
qui est atteinte par cette énorme contusion,
la mort peut être instantanée, et un examen
attentif seul peut conduire le chirurgien à en
trouver la cause.

C'est dans des cas de ce genre qu'on attribue l'accident au vent du boulet. On dit
qu'en passant au-devant de la bouche il im-

prime à l'air un mouvement si rapide, que
cela suffit pour anéantir l'action d'un organe
aussi délicat que l'est le poumon. Il est certain que le passage d'une balle au voisinage
de la flamme d'une bougie ne l'éteint pas,
mais se borne à la faire vaciller. Le petit volume de la colonne d'air déplacée par un projectile quelconque, comparé au volume d'air
nécessaire à chaque inspiration, ne permet pas
d'admettre une explication semblable : tout
au plus oserait-on la proposer dans le cas suivant. Un officier-général, en 1814, devint complètement aveugle dans le temps qu'il com-
mandait une charge; il assure avoir senti qu'un
boulet venait de passer auprès de son visage,
et que cette circonstance seule est la véritable
cause de sa cécité, qui a persisté depuis cette
époque. Il existe dans les fastes de l'art plusieurs exemples de paralysie soudaine et du-

rable des yeux : le cas qui précède en est probablement un nouvel exemple, et il n'est pas
nécessaire d'avoir recours, pour s'en rendre
compte, à une explication qui n'est fondée
jusqu'ici sur rien de plausible.

Une erreur d'un autre genre peut être com-
mise, et nous en avons déjà indiqué la cause.
On sait que Charles XII, de belliqueuse mémoire, fut tué d'un coup de fusil qu'il reçut
à la tête en examinant les retranchemens
d'une ville dont il faisait le siége. La balle
avait percé le bord de son chapeau et pénétré dans le crâne par sa partie antérieure : il
y avait une très-grande différence entre l'ouverture du chapeau et celle de la tête, et
cette remarque suffit pour faire croire que le
roi avait été assassiné. Le degré d'élasticité
des diverses parties atteintes par la balle explique la variété de formes des ouvertures.

Un feutre fin cède à l'impression de la balle, qui ne fait qu'un petit trou dont la circonférence s'élargit pour la laisser passer et revient ensuite sur elle-même ; la peau du front appliquée sur le crâne est emportée avec ce dernier dans une étendue souvent beaucoup plus considérable qu'il ne le faut pour livrer passage au projectile, et de là cette différence dans le diamètre des ouvertures qui reconnaissent une seule et même cause.

Il est encore une circonstance à laquelle on doit bien prendre garde : une balle peut être déformée avant de pénétrer le tissu de nos parties ; elle peut s'aplatir, se briser en fragmens, se diviser en deux moitiés, et, dans cet état, produire des blessures dont on ne se rend pas compte. Un homme reçoit un coup de feu : la balle, qui atteint le bas de la jambe droite, se divise en deux portions sur la crête saillante du tibia ; chacune de ses moitiés traverse le molet en divergeant un peu et va se loger dans l'épaisseur de l'autre jambe, qui était placée derrière la première. Ainsi, cinq ouvertures ont été faites par une seule balle. Les cas de ce genre ne sont pas rares : nous avons vu plusieurs citoyens blessés par les éclats d'une balle qui avait frappé un barreau de fer situé auprès d'eux. Ces fragmens irréguliers se logeaient dans la peau ou pénétraient plus avant en causant des désordres proportionnés à leur irrégularité : c'est en petit ce qui arrive par la mitraille. Quelquefois aussi des biscaïens en fer fondu rencontrent des corps d'une grande dureté et volent en éclats ; ils causent alors des blessures extrêmement graves : sur mer, les boulets enlèvent des éclats de bois qui produisent des déchirures énormes, et les chirurgiens de la marine savent combien il est difficile d'en obtenir la guérison.

Les boulets, quoi que l'on en dise, emportent rarement un membre en entier, à plus forte raison, un homme. Ceux du plus gros calibre seraient seuls capables de produire ces mutilations horribles, que, d'après tant de récits, on pourrait croire fréquentes. Nous avons vu plusieurs jambes brisées, broyées, mais jamais séparées du tronc. Parmi les nombreux cadavres apportés à la Morgue, deux seulement offraient des traces évidentes de l'action du boulet : chez l'un, les cuisses étaient en partie détachées du tronc ; chez l'autre, la paroi antérieure du ventre, largement ouverte, laissait sortir la plupart des organes contenus dans cette cavité. Une malheureuse femme, qui est morte à l'Hôtel-

Dieu, a eu tout le moignon de l'épaule emporté comme avec une hache, les os euxmêmes avaient été enlevés ; cette énorme blessure avait été produite par un quartier de boulet. Une autre femme, malade et couchée dans une chambre du quai de la Cité, a eu les deux cuisses brisées par un boulet parti de la place de Grève : elle a été transportée à l'hôpital de la Pitié, où elle est morte.

Tels sont les effets ordinaires du coup de feu considéré d'une manière générale. Voyons maintenant s'il est des circonstances capables d'ajouter à sa gravité. Les balles mâchées sontelles plus dangereuses que d'autres ? Y a-t-il des balles mâchées ? En répondant par la négative à cette seconde question, on se dispenserait de répondre à la première, et on serait dans le vrai ; mais il faut mettre la chose en évidence.

Que chacun de nos lecteurs en fasse l'expérience, qu'il morde aussi vigoureusement
qu'il le pourra une balle de calibre, et il
obtiendra les résultats suivans. Les impressions des dents sont marquées en creux dans
le métal : ce sont de petits cônes qui ont tout
au plus une ligne de profondeur, et dont la
base ne dépasse jamais la surface de la balle.
La pression exercée par les mâchoires, tant
robustes soient-elles, ne change rien à sa
forme ronde, de sorte qu'il est physiquement
impossible que son introduction dans le tissu
de nos organes y détermine rien de plus
qu'une balle ordinaire.

On a dit, et les deux partis se sont adressés
ce reproche, qu'il existait un instrument
appelé *compresseur*, au moyen duquel on
produisait en un instant une foule d'aspérités
à la surface des balles : cela n'est pas, et qui

plus est, cela ne saurait être, car si les balles
sont de calibre, des aspérités augmenteront
leur diamètre et ne permetteront plus de les
introduire dans le fusil. Et puis, qui croira
qu'une nation aussi brave, aussi généreuse
que la nôtre, cherche le moyen d'ajouter au
danger des blessures? Qu'une balle soit ru-
gueuse ou lisse, son action immédiate est la
même, et le malheureux qui en est atteint
se trouve également hors de combat. Aurait-
on le désir d'augmenter ses douleurs, d'en-
venimer sa plaie, de la rendre incurable? Un
calcul de ce genre a quelque chose de froi-
dement barbare; c'est une atrocité réfléchie,
et il répugne d'admettre sa possibilité.

Nous avons vu extraire un grand nombre
de balles, et aucune d'elle n'a présenté d'irrégularités que celles qui étaient le résultat de
la rencontre d'un os, ou d'un corps dur

quelconque. Cependant, il a pu arriver qu'on se soit servi de carabines rayées, comme celles qu'emploient les chasseurs tyroliens. Dans ce cas, la balle est enfoncée dans le canon à coups de maillet, ce qui produit sur elle un cercle de rainures assez profondes. La résistance qu'elle éprouve augmente la force d'impulsion, au point de rendre le coup mortel à douze ou quinze cents pas, plus du double de la portée ordinaire. Le danger d'une semblable balle dépend bien plutôt de son immense vitesse que des irrégularités de sa surface.

Mais il est arrivé, dans quelques cas, que des citoyens armés de fusils de chasse, n'avaient, pour les charger, que des cartouches de fusil de munition. Les balles ne pouvant pénétrer dans le canon trop étroit, il a fallu les marteler et les réduire en cylindres, connus sous le nom de *lingots*. Un projectile de cette nature fait de larges et dangereuses blessures, parce qu'il se place en travers et déchire tout ce qu'il rencontre. Personne assurément ne blâmera l'emploi de ce moyen de défense ; il est de droit naturel et exempt de toute idée coupable.

On a dit aussi que l'on s'était servi de balles de cuivre. Nous ne savons jusqu'à quel point cela est exact. Il est certain que les cartouches faites dans les magasins militaires sont uniformes et ne contiennent jamais que du plomb. Les citoyens en auraient-ils fondu exprès ? Cela n'est pas croyable. La disette de projectiles n'a pas duré assez long-temps pour qu'on ait songé à en fabriquer, et s'il se trouve dans les arts de petites sphères de cuivre que l'on ait pu employer en guise de balles, on a cédé à la même impulsion qui a fait prendre chez les épiciers des billes de marbre. D'ailleurs, il ne faut pas croire qu'une blessure faite par une balle de cuivre soit plus dangereuse ; le métal ne s'oxide pas sans un agent particulier, et le vert-de-gris n'est produit que par des circonstances déterminées qui ne se rencontrent pas dans les cas de ce genre.

Outre les lingots et les billes de marbre dont on s'est servi du côté des citoyens, on a encore fait usage de morceaux de plomb grossièrement taillés et réduits à la hâte en fragmens capables d'entrer dans les fusils. Nous ferons observer que ces projectiles, dangereux par les déchirures qu'ils occasionent, atteignent rarement le but, parce que leur irrégularité les empêche d'aller droit, et surtout d'aller loin. Nous avons vu un grand nombre de soldats blessés, et en général très-grièvement ; aucun d'eux ne l'a été par des corps de ce genre, tous ont reçu des balles ordinaires. Nous savons qu'à l'hôpital militaire du Gros-Caillou, M. Larrey a extrait divers fragmens de plomb, des billes de marbre et autres projectiles irréguliers, mais ces cas forment des exceptions trop rares pour y attacher quelque importance.

Les symptômes graves qui, dans beaucoup de cas, se développent à la suite d'une plaie par arme à feu ont fait croire, dès le moment où ces instrumens furent mis en usage, que les balles jouissaient de propriétés délétères, qu'elles portaient avec elles une sorte de venin très-pernicieux. Le temps n'a pas complètement fait justice de cette erreur, et, de nos jours, elle trouve encore des partisaus. On croyait aussi que la balle, chassée par un corps en combustion, conservait un degré de chaleur qui ne pouvait que s'accroître en raison de la rapidité de sa course; il en résultait que la plaie offrait, avec les caractères qui lui sont propres et dont nous parlerons bientôt, tous ceux d'une brûlure très-grave. Il y a bien long-temps que le célèbre Ambroise Paré démontra le contraire, en faisant voir que les balles passaient au travers d'un monceau de poudre sans y mettre le feu. Mais l'expérience est trop simple pour plaire aux amis du merveilleux. Cette voie, qui conduit si directement à la vérité, ne convient qu'à un petit nombre d'esprits. Il est bien plus facile d'accepter des opinions toutes faites, de les amplifier, de les propager, sans critique, sans examen.

Il nous reste à faire une application plus spéciale de tout ce qui précède aux plaies proprement dites. Nous indiquerons leurs caractères principaux, les divers accidens qui les accompagnent, leur degré de gravité, suivant la nature des parties lésées; nous ferons voir ce qu'ont offert de particulier la plupart de celles qui ont été traitées à l'Hôtel-Dieu, et nous trouverons en cela l'occasion de faire pressentir les causes qui ont le plus influé sur leur terminaison. On verra combien il est superflu d'avoir recours à des suppositions purement gratuites pour expliquer le grand nombre de décès observé dans cet hôpital. Des causes palpables, évidentes, se rencontrent de toutes parts, et l'on s'étonnera peut-être de ce qu'ayant eu à combattre une telle réunion de circonstances fâcheuses, la science ait pu parvenir à sauver une certaine quantité de victimes.

CHAPITRE IV.

DES EFFETS DU COUP DE FEU SUR LES CORPS VIVANS,
OU REMARQUES SUR LES BLESSURES EN GÉNÉRAL.

Pour procéder avec méthode dans cette recherche, nous irons du plus simple au plus
composé, du plus léger au plusgrave, étudiant
les uns après les autres les divers phénomènes qui viennent successivement se grouper
autour du point principal.

Qu'une balle ayant perdu la plus grande
partie de sa force d'impulsion, par une cause
quelconque, vienne à rencontrer le devant
de la cuisse, par exemple, elle y produira

une contusion variable pour l'intensité, suivant le degré d'énergie qui reste encore au projectile. La surface contuse se teint en bleu foncé ou en violet, les petits vaisseaux ont laissé échapper le sang qu'ils contiennent, et ce liquide colore la peau dans une plus ou moins grande étendue. Cette couleur s'affaiblit peu à peu, elle passe au jaune, et disparaît enfin par suite de la résorption des liquides épanchés.

Si le point frappé par la balle est soutenu par des os, comme au devant de la jambe, à la circonférence du crâne, alors la peau peut être détruite. Son tissu écrasé s'enflamme, s'ulcère, et est remplacé par une cicatrice. Quelquefois même l'os est altéré à sa surface, ou bien les organes qu'il recouvre, sont atteints d'une commotion qui ajoute considérablement aux dangers de la blessure. On voit par là qu'une balle morte a une action variable suivant la nature des parties qu'elle affecte.

Nous avons parlé précédemment de l'action bien plus redoutable du boulet qui écrase un membre sans en altérer la peau. C'est là la contusion portée à son maximum d'intensité. En 1814, on reçut à l'Hôtel-Dieu un militaire qui avait eu les reins froissés par un boulet; on ne voyait rien dans cette région qu'un gonflement assez considérable sans lésion des tégumens. Une vaste inflammation s'y développa bientôt, toutes les parties molles furent frappées de gangrène, et à l'examen du cadavre, on vit que la partie postérieure des os qui composent la colonne vertébrale, était broyée en petits fragmens. On conçoit que l'art n'a pas de ressources dans des cas de ce genre.

Lorsque la force qui meut un projectile est plus grande, alors il pénètre dans le tissu de nos organes et détermine des accidens variables.

Les grains de petit plomb perforent la peau avec beaucoup de facilité; l'ouverture par laquelle ils entrent est fort étroite, le gonflement qui survient presque tout-à-coup la rétrécit encore, un peu de sang l'obstrue bientôt, et le plus souvent, si l'on ne sent pas le corps étranger à peu de distance, on croit qu'il n'a pas pénétré. Une jeune femme blessée dans ces derniers temps par imprudence, a eu les cuisses, le ventre et la poitrine criblés de grains de plomb; la plupart cachés dans l'épaisseur des muscles, se sont soustraits aux premières recherches, et font maintenant saillie sous la peau. Chez un Capitaine du 7ᵉ régiment suisse, le bras gauche, la

poitrine et le ventre ont été criblés de petites chevrotines qui n'ont pu être toutes ex-
traites ; quelques-unes ont voyagé dans le
tissu des organes, et font saillie à une grande
distance du point où elles sont entrées. En
général ces petits corps, quand ils sont lisses,
peuvent rester long-temps sous la peau sans
donner lieu à aucun accident.

Quand une balle se loge au milieu de l'é-
paisseur de parties vivantes, elle donne lieu
aux phénomènes suivans. La première impression reçue ne peut pas s'appeler douleur,
c'est une sorte d'engourdissement subit, accompagné d'une pesanteur dans la partie malade, d'une sorte de commotion comme celle
qui résulte d'un coup de bâton. La plupart
des blessés ne s'aperçoivent qu'ils le sont
qu'en voyant couler leur sang.

Cette hémorrhagie toujours peu considé-

rable, à moins que quelque gros vaisseau
ne soit ouvert, est formée de sang noir qui
coule lentement. Une compression, même
légère, suffit presque toujours pour l'arrêter.
Quand une artère d'un certain calibre a été
ouverte, le sang ne s'en échappe pas toujours.
Les parois du vaisseau sont broyées, con-
fondues avec les parties environnantes, et
frappées en même temps d'une sorte de stupeur, d'asphyxie qui y suspend l'exercice des
fonctions ordinaires; le sang s'arrête dans le
vaisseau, s'y concrète et forme un obstacle à
l'hémorrhagie consécutive. Si, bientôt après,
la circulation reprend une grande activité,
le caillot est chassé et l'hémorrhagie a lieu.
Dans d'autres cas, le caillot résiste jusqu'à ce
que la suppuration ait détaché toute la surface interne de la plaie, c'est-à-dire au bout
de quinze, vingt jours et plus, et alors le

sang s'échappe avec plus ou moins d'abondance. Les variétés qu'on observe dans les
hémorrhagies ont exigé qu'on les divisât en
primitives et consécutives, et cette distinc-
tion est fort importante parce que le traitement de chacune de ces espèces est très-diffé-
rent.

Plusieurs de nos blessés avaient reçu des
balles au travers du cou, et l'on s'étonnait
que le projectile eût pu passer au milieu de
tant d'artères, de veines et de nerfs, sans léser les uns ou les autres. L'un d'eux, jeune
garçon de vingt ans, tout joyeux d'être arrivé
au douzième jour de sa blessure sans avoir
éprouvé aucun accident, se promenait, man-
geait, jasait avec tout le monde, bien qu'on
l'eût prévenu que la moindre imprudence en
ce genre pouvait lui coûter la vie. Au milieu
d'un accès de gaîté, il éprouva tout-à-coup

une hémorrhagie si abondante qu'il fut impossible de songer à l'arrêter. La mort arriva au bout de quelques heures. Chez un autre, la terminaison fut moins prompte : mais il fallut rester spectateur d'un événement que rien ne pouvait prévenir.

Un homme blessé sur le quai de la Cité, par une balle partie de la Grève, fut apporté dans la soirée du 28. A voir la trace de sang vermeil qui marquait le passage du brancard sur lequel il était couché, on pensa qu'une grosse artère avait été ouverte ; c'était en effet celle de la cuisse, près de sa partie supérieure. Sur les marches même de l'Hôtel-Dieu, l'hémorrhagie fut maintenue par un aide ; M. Dupuytren armé d'un bistouri, découvrit aussitôt le vaisseau et l'entoura d'une ligature ; deux minutes avaient suffi pour obtenir ce résultat, mais le malade tombé dans une syncope profonde, ne put retrouver assez de forces pour en sortir et il expira, nous laissant le regret de n'avoir pu le secourir quelques instans plus tôt. A la Charité et à Beaujon, l'on a été plus heureux dans des cas à peu près semblables.

La douleur et l'hémorrhagie sont souvent accompagnées d'un autre phénomène très-remarquable. La partie blessée se trouve frappée de stupeur, le malade n'a plus la conscience de ce qui s'y passe, ou du moins elle n'envoie plus au cerveau que des perceptions irrégulières. C'est une sorte de délire passager bien digne de l'attention des psychologistes. On le voit survenir tout-à-coup chez un individu qui, un instant auparavant, avait l'intelligence parfaitement nette; il dure quelquefois plusieurs heures, et a pour objet unique, spécial, la seule blessure qui en est la véri-

table cause. Il faut le dire aussi, ce phénomène est en général d'autant plus marqué, que l'accident est plus grave; l'écrasement d'un membre, le passage d'une balle
au travers du corps, l'occasionnent souvent,
et l'on peut le regarder comme l'indice d'une
terminaison funeste.

Dans d'autres circonstances, cette stupeur
est partielle; elle est bornée à la partie malade et n'offre pas le même danger. On l'attribue à l'ébranlement qu'a subi le système
nerveux de l'organe affecté. Il arrive même
que la peau d'un membre, par exemple,
prenne une teinte blafarde, jaunâtre, qui
indique un grand trouble dans sa vitalité; si le
mal s'étend et se propage au reste du corps,
la mort survient promptement. C'est dans des
cas de ce genre que l'on accusait autrefois les
balles de porter avec elles un poison subtil.

Tout le mal dépend de cette commotion violente qui a anéanti sans retour les fonctions des organes.

Ajoutons au tableau que l'individu frappé de stupeur partielle ou générale, éprouve de graves désordres dans les actes les plus importans de la vie. L'estomac voit ses fonctions perverties, des vomissemens surviennent, d'autres organes chassent involontairement tout ce qu'ils renferment, et la mort arrive bientôt.

En parlant de ces divers phénomènes qui accompagnent les plaies par arme à feu, nous sommes arrivés de prime abord aux choses les plus importantes : il ne faudrait pas cependant passer sous silence celles qui, pour l'être moins, ne sont pas dénuées d'intérêt ; nous voulons parler de leur forme, de leur disposition et des autres caractères physiques qui leur sont propres. En effet, une plaie d'arme à feu diffère de toute autre ; il faut donc que nous exposions les signes auxquels on peut la reconnaître.

Si le coup a été tiré de très-près, et que la partie atteinte ait eu à supporter, non seulement l'action immense du projectile, mais encore celle de la force impulsive elle-même, les tissus sont largement déchirés, contus, broyés ; la peau des environs est noircie par la poudre, et souvent quelques grains non enflammés se sont introduits dans son tissu, où ils laissent une empreinte brune désormais indélébile. Dans ce cas aussi, les vête-mens du blessé sont brûlés dans une plus ou moins grande étendue. Toutes ces remarques ont pu être faites sur un assez grand nombre d'individus, blessés, rue des Prouvaires, par une compagnie du 15ᵉ de ligne, qui fit sur eux un feu de peloton, presque à bout portant. C'est là qu'a succombé M. Miel, chirurgien-dentiste, non moins estimé pour son talent que pour ses qualités privées.

Quand la balle est à portée, il arrive le plus souvent qu'elle traverse les membres, ou même le tronc, et dans ce cas, les deux ouvertures offrent des particularités remarquables. Celle d'entrée est constamment plus petite que celle de sortie. La première est enfoncée au-dessous du niveau de la partie atteinte, la seconde, au contraire fait saillie en dehors, et ce relief est d'autant plus considérable que la balle conservait moins de vitesse en sortant.

On pourrait croire qu'un projectile arrondi qui frappe un membre, chassera devant lui une quantité de peau, de chairs et d'autres organes, égale à son propre volume; en un mot, qu'il produit une perte de substance en rapport avec son diamètre transversal. Il n'en est point ainsi, grâce à l'élasticité des parties lésées. Elles ne se rompent qu'après avoir cédé, autant que le permet leur degré d'extensibilité; il y a écartement de leurs molécules, et cet écartement lui même doit varier suivant les diverses circonstances. La peau, qui se trouve soumise la première à l'action de la balle, résiste moins d'abord, en raison de sa plus grande puissance, ensuite parce qu'elle est soutenue par les parties sous-jacentes, qui forment un point d'appui contre lequel elle est aussitôt écrasée. Le projectile qui perd de sa force à mesure qu'il poursuit sa course, arrive à l'autre extrémité du membre, en soulevant la peau qui le revêt; celle-ci qui n'est pas appuyée, se laisse distendre

considérablement, et cède enfin , en conser-
vant la forme d'un cône , dont le sommet est
percé d'une large ouverture.

Souvent il arrive que la résistance des parties ou le peu de force que conserve la balle ,
l'empêchent de faire une ouverture de sortie,
et alors elle se trouve plus ou moins profondément placée dans leur épaisseur. Cette circonstance influe beaucoup sur les suites de
la blessure et elle exige toute l'attention de
l'homme de l'art. Le corps étranger doit toujours être enlevé, et dans beaucoup de cas ,
ce n'est pas chose facile. Mais occupons-nous
d'abord de quelques autres complications des
plaies ; nous indiquerons plus tard le mode de
traitement qui leur convient.

Une balle qui rencontre un os agit sur lui
de diverses manières. Si son impulsion est encore très-grande, elle le brise avec d'autant

plus de facilité, qu'il est plus dur, et par conséquent moins élastique. Si c'est un os spongieux, mou, elle creuse un trou proportionné
à son volume, reste dedans ou passe outre,
suivant le degré de puissance qu'elle conserve.
Si elle ne rencontre qu'un des points de la
surface d'un os long et dur, elle ne fait que
l'entamer; elle l'écorne, comme on dit, et
cela peut arriver sans que la fracture s'ensuive.
Enfin si la force de résistance de l'os surpasse
la puissance active du projectile, celui-ci
s'aplatit, se déforme plus ou moins et achève
son cours au lieu où existe l'obstacle, ou
bien se dévie et va léser les organes voisins.
Les balles sont réfléchies d'une manière très-
variable. Non seulement les os produisent cet
effet, mais encore toutes les autres parties
du corps, suivant la position qu'elles affectent au moment du choc, ou le degré de ten-

sion et de résistance qu'elles présentent dans ce cas. Nous avons parlé de ces balles qui font le tour de la tête ou de la poitrine sans pénétrer dans l'intérieur de ces cavités.

Rien de plus varié et de plus extraordinaire que le trajet des projectiles au milieu de nos organes. Un homme combattant sur le pont d'Arcole, reçut une balle qui entra vis-à-vis de l'angle interne de l'œil gauche; la plaie dirigée en arrière et un peu du côté droit, semblait devoir percer la tête de part en part; cependant cette même balle, après avoir passé au-dessous du crâne, est venue sortir au-dessus de l'épaule droite. La guérison a été prompte et exempte de tout accident. Un autre ouvrier, ancien soldat, placé en embuscade derrière le parapet du pont Notre-Dame, reçut une balle à la tête, dans le temps qu'il était incliné pour ajuster son coup de fusil; cette balle traversa le bord de son chapeau , laboura le côté droit du nez , perça la lèvre supérieure , brisa quatre dents d'en haut, fractura la mâchoire inférieure , sortit en arrière du menton, pénétra dans la base du cou derrière la clavicule , et vint se perdre dans le moignon de l'épaule gauche. Ce malheureux a succombé à une inflammation de la poitrine. Les ouvrages de chirurgie sont pleins de faits curieux dans ce genre.

Il est des organes qui sembleraient, d'après leur importance, ne pouvoir être lésés sans entraîner une mort soudaine. Cependant les fastes de l'art prouvent que la nature crée partout des exceptions. L'immortel Harvey, en faisant des recherches sur des animaux vivans, pour constater le mouvement circulatoire du sang, trouva sur un cerf une balle qui avait pénétré dans le tissu du cœur. La blessure était ancienne, et l'animal offrait tous les attributs d'une bonne santé quand on le tua. La même observation a été faite sur l'homme par un chirurgien d'Orléans.

Un jeune garçon de 17 ans, nommé Duvin, reçut à la prise du Louvre un bis-caïen qui a traversé le côté gauche de la poitrine, immédiatement au-dessus de la base du cœur. Une énorme plaie a été pro-duite par le projectile, qui a le volume d'un œuf de pigeon ; une côte a été brisée, le poumon perforé, ainsi que l'omoplate : après trois ou quatre jours d'agonie, le jeune homme a repris un peu de vigueur, et déjà deux mois se sont écoulés depuis la blessure. On espère le sauver.

Mais la blessure la plus extraordinaire que nous ayons eue est celle-ci. Un fourrier du troisième régiment de l'ex-garde royale reçut à la porte Saint-Denis une balle qui pénétra de haut en bas à la partie antérieure du bas ventre. Le col de la vessie de même que l'intestin rectum furent ouverts largement, la balle sortit en arrière, au-dessus et un peu en dehors de l'anus. Les deux plaies fournissaient à la fois de l'urine et des matières fécales ; la balle avait fracturé l'os pubis sans entrer dans la cavité de l'abdomen. Il survint une série d'accidens redoutables, mais dont on se rendit heureusement maître par un traitement énergique ; le malade arrivé au trente-cinquième jour de sa blessure, semblait devoir surmonter tous les obstacles qui s'opposaient à sa guérison, lorsque de graves symptômes inflammatoires sont venus détruire toutes nos espérances. Il a succombé le 10 septembre.

Nous pourrions rapporter un bien plus

grand nombre de faits également remarquables , mais nous préférons les réserver pour
un des chapitres suivans où il sera parlé plus
spécialement des blessés , et des diverses
particularités qu'offre leur histoire. Nous
nous occupons maintenant des blessures ,
considérées d'une manière générale et abs-
traction faite des individus. En conséquence
nous allons examiner le mode de traitement
des plaies d'armes à feu : en passant en revue
les variétés principales nous réparerons quelques omissions , mais sans nous flatter de
tout dire ; car sur un sujet aussi vaste , un
gros volume ne suffirait pas.

Une balle ne produit jamais une plaie
simple. Dans tous les cas , il faut s'attendre
à une inflammation plus ou moins vive , à
une suppuration ordinairement abondante ,
enfin à la formation lente et graduelle d'une

cicatrice profonde , souvent adhérente aux os ou bien aux autres parties sous-jacentes. La guérison de ces plaies se fait d'autant moins attendre qu'elles sont moins profondes, qu'elles ne renferment aucun corps étranger, et que l'état général du malade est plus satisfaisant. Examinons successivement ces divers points de notre sujet.

Si une balle s'est engagée au-dessous de la peau et des enveloppes ligamenteuses, qui forment une sorte de gaîne autour des muscles des membres, il survient un gonflement qui peut avoir les suites les plus fâcheuses. Les parties vivantes ainsi tuméfiées, trouvent une résistance invincible dans les liens qui les environnent, elles s'étranglent et meurent, c'est-à-dire sont frappées de gangrène par compression. L'expérience a prouvé depuis plusieurs siècles, qu'en faisant une incision sur le trajet de la plaie , en l'agrandissant au point de changer sa forme arrondie en une forme longue, on fait cesser ces accidens d'étranglement. Il faut débrider les plaies d'armes à feu , c'est un précepte général qui ne souffre qu'un très-petit nombre d'exceptions. L'incision ainsi pratiquée a le double avantage de produire un dégorgement sanguin local ; puis de favoriser la sortie des corps étrangers qui se trouvent dans le trajet de la plaie. Il faut débrider les deux ouvertures quand il y en a deux , et presque toujours en pratiquer une seconde quand il n'y en a qu'une.

Les corps étrangers qui compliquent les plaies d'armes à feu sont de plusieurs espèces. Il y a d'abord la balle ou tout autre projectile, et c'est à celui-là qu'il faut adresser ses recherches. Mais la balle peut entraîner avec elle un morceau des vêtemens du blessé; elle peut même , comme on l'a vu très-souvent , pousser au devant d'elle des fragmens de montre, un bouton , des pièces de monnaie, etc. ; ces corps étrangers venant du dehors doivent être recherchés avec le plus grand soin. Enfin la balle qui rencontre un os , le brise, en détache des fragmens, des esquilles qui forment à leur tour une troisième espèce de corps étrangers , dont la prompte extraction n'est pas moins essentielle.

Quand on a pratiqué un débridement suffisant, on introduit le doigt dans la plaie et on la parcourt dans toute son étendue. De tous les instrumens explorateurs , il n'en est aucun qui puisse remplacer le doigt du chirurgien; c'est un organe sentant, mobile à volonté , qui s'accommode à la disposition des parties mieux que tout autre. Il sert de conducteur aux pinces qui vont saisir la balle, et aux autres instrumens plus ou moins compliqués, que l'on a construits pour quelques cas extraordinaires.

On a vu des balles, enclavées dans les os , résister à de grands efforts pour les extraire. Cela s'observe surtout aux os du crâne, à la jambe et au bras. Un voltigeur du 50e de ligne reçut une balle qui l'atteignit à la partie postérieure de la tête. Elle était dirigée obliquement ; aussi, après avoir enfoncé une portion d'os, resta-t-elle engagée sur la saillie formée par la fracture. La force d'impulsion était si grande qu'elle se divisa en deux portions dans presque toute son épaisseur. Une moitié était logée dans le cervelet, l'autre restait en dehors. Il fallut beaucoup de temps et d'efforts pour enlever ce projectile. Le malade mourut le second jour de sa blessure.

Quand un os est très-épais, comme celui de la jambe à sa partie supérieure, la balle peut s'y loger, et alors il n'est pas facile de l'extraire. On se sert à cet effet d'une sorte de tirefond en acier. La même chose arrive au talon, au genou, au moignon de l'épaule, enfin partout où les os plus volumineux sont formés d'une substance moins compacte.

La fracture d'un os par suite d'un coup de feu, est toujours un cas extrêmement grave, et c'est en général à cette circonstance qu'il faut attribuer la plus grande partie des in-succès de la chirurgie militaire. Presque tou-jours l'amputation du membre est le seul moyen de sauver la vie au blessé, et l'on ne doit pas oublier que ce moyen est lui-mê-me infiniment dangereux, puisque l'expé-rience prouve que l'on perd, terme moyen, un amputé sur cinq ou six. Sur le champ de

bataille , lorsque les ambulances sont à chaque instant rendues mobiles par la force des
choses, lorsque les blessés doivent être transportés au loin, et que les hôpitaux eux-mêmes
sont sujets à être évacués subitement , il devient presque impossible de songer à la conservation des membres fracturés. On ampute
alors parce que c'est à la fois le moyen le plus
certain et le plus expéditif. Dans ces dernières
circonstances, la position du chirurgien était
tout opposée. On pouvait compter sur une
sécurité parfaite pour les blessés ; tous les secours de l'art leur seraient prodigués, et dans
cet état de choses on a dû essayer de conserver des membres si éminemment utiles à des
ouvriers, à des pères de famille. Vain espoir !
Une série d'accidens formidables les a fait
périr pour la plupart. Beaucoup s'étaient
d'ailleurs refusés à l'amputation , et la règle

posée précédemment a reçu une déplorable confirmation.

Il est surtout un genre de blessures qui réclame plus impérieusement que les autres l'emploi des moyens extrêmes ; nous voulons parler des plaies d'articulation. Lorsqu'une balle pénètre dans le genou, dans le coude, dans la hanche, dans l'épaule, et que les surfaces articulaires sont brisées, toutes les probabilités se réunissent contre le blessé, et l'amputation est de rigueur. Rien de plus grave que ces lésions, même lorsque leur éloignement du tronc et le peu d'étendue des surfaces malades semblent annoncer peu d'influence sur la santé générale. On a vu des blessures des articulations des doigts, du poignet, du pied, donner lieu très-prompte-ment à des symptômes inflammatoires, puis ensuite à des désordres généraux de la plus fâcheuse espèce. La solidité des liens qui réunissent ces parties, le peu d'extension dont elles jouissent, favorisent l'étranglement des tissus lésés ; des douleurs atroces épuisent bientôt le malade, et la mort ne tarde pas à terminer cette scène désolante.

Il est une réflexion qui peut s'appliquer également à tous ces cas graves. Le chirurgien dont l'expérience et le coup d'œil reconnaissent de prime-abord l'issue probable du fait soumis à son jugement, propose sans hésitation le moyen qui lui paraît convenable. Le malade, au contraire, poussé par la crainte de la douleur et par le désir bien naturel de conserver sa jambe ou son bras, ne peut se résoudre au sacrifice qu'on lui demande, et veut temporiser afin d'acquérir dans l'avenir des motifs puissans pour ou contre l'opération. Il arrive quelquefois qu'un membre déclaré

incurable et condamné comme tel à une amputation indispensable, a résisté à toutes les
causes de destruction qui l'entouraient, et
le blessé s'applaudit à juste titre du succès
qu'il a obtenu. C'est en s'appuyant sur des
faits de ce genre que tant d'autres refusent
avec opiniâtreté la seule ressource que la
science peut encore leur offrir. Ils ne tardent
pas à reconnaître leur erreur, et ils réclament
à grands cris, mais trop tard, l'opération qui
leur avait été proposée. Si tous ceux qui ont
succombé dans des circonstances de ce genre
pouvaient élever la voix dans un débat aussi
important, on verrait combien il est absurde
de compter sur une réussite, quand celle-ci
se trouve avec les insuccès dans la proportion
d'une sur mille. Mais le cœur humain est
ainsi fait, on sacrifie tout à une idée; l'expérience d'autrui ne sert qu'à celui dont elle

flatte la passion, et peu de personnes veulent renoncer à un espoir mensonger, avant que la dure nécessité ne les y contraigne. On conçoit d'ailleurs la répugnance que tant d'hommes éprouvent à subir ces grandes mutilations; le sentiment instinctif de notre propre conservation s'étend de l'individu en général aux parties qui le composent; mais ceux-là sont heureux qui, pleins de confiance dans l'homme de l'art, se soumettent à sa volonté et s'en remettent à lui du soin de leur guérison.

Ces dernières réflexions nous conduiraient naturellement à examiner l'influence qu'exerce l'état moral des blessés sur l'issue de leur maladie; mais des considérations de ce genre seront mieux placées dans le chapitre suivant, où nous passerons en revue la plupart des circonstances qui ont amené les résultats que

nous ferons connaître. Nous avons hâte d'a-
bandonner ces détails arides. Peut-être eussions-nous pu les abréger ou bien rompre
leur monotonie en y intercalant l'histoire
particulière de quelques blessés intéressans ;
mais d'abord nous avons pensé que ces
données préliminaires avaient au moins le
mérite d'être utiles, ensuite nous avons réservé le récit des faits les plus remarquables
pour une autre partie de ce travail.

Pour se faire une idée exacte des blessés
reçus à l'Hôtel-Dieu, pour bien apprécier la
gravité de leur état, les obstacles sans nombre
qui ont empêché la guérison de beaucoup
d'entre eux, il faut remonter aux diverses
circonstances dans lesquelles les blessures
ont été reçues, étudier la bataille de Paris,
non plus sous les rapports moraux et politiques, mais bien sous le rapport chirurgical.

L'homme de l'art qui choisit ainsi le point de vue sous lequel il doit considérer un sujét, procède à cet examen en subdivisant sa matière, de telle façon qu'il puisse successivement passer en revue tous les points principaux qui la constituent. Les détails conduisent à l'ensemble, et lorsque l'enquête est terminée, il peut compter sur un résultat exact. Telle est la marche que nous suivrons. Nos lecteurs voudront bien ne pas perdre de vue que nous n'avons pas la prétention d'écrire l'histoire des journées parisiennes. Il y aura nécessairement dans nos récits des omissions qui ne doivent pas nous être imputées. Les combats qui nous ont fourni des blessés sont les seuls dont nous ayons à parler.

———

CHAPITRE V.

CAUSES QUI ONT INFLUÉ SUR LES BLESSÉS, SUR LES BLESSURES ET SUR LEURS SUITES.

Les grands mouvemens populaires arrivent presque toujours dans la saison chaude. L'histoire en fait foi, et nous pourrions reproduire ici une longue liste d'émeutes, de révoltes, de révolutions survenues à l'époque où le soleil est le plus rapproché de nous. De quelle manière agit alors la température élevée, comment dispose-t-elle les esprits à cette exaltation qui enfante de si grandes choses ? Faut-il qu'un sentiment de vanité puérile

nous fasse voir en cela seulement une coïn-
cidence singulière, et non pas une influence
directe d'une cause matérielle sur notre intelligence? Enfin, pourrait-on soutenir avec
quelque apparence de raison que les mêmes
causes politiques survenant en hiver, le résultat n'eût point été le même? La question
est hardie, et plus d'un moraliste soucieux se
plairait à l'agiter en tout sens; il ferait inter-
venir dans sa solution l'histoire des temps
passés et le souvenir des temps modernes; il
saisirait avec empressement cette occasion
d'humilier notre orgueil d'hommes; il nous
montrerait l'action de ces causes générales
agissant sur nous, pauvres satellites, nous
poussant à des déterminations que nous
croyons volontaires lorsqu'elles ne sont qu'ins-
tinctives; l'amour de la patrie, le besoin de
la liberté, l'obéissance à la loi, mais à la loi

seule ; tous ces nobles instincts qui sont les attributs d'une haute civilisation ne lui paraîtraient qu'une influence de localité, qu'un résultat de physique générale dont le thermomètre donnerait exactement la valeur et la mesure.

Qu'un sophiste s'amuse à soutenir une semblable thèse, qu'il soit même convaincu de sa justesse, nous le plaindrons, car un tel homme serait trop méprisable s'il n'était à plaindre. Nous reconnaîtrons que dans les mois les plus chauds de l'année, les forces de la vie sont dans une exaltation manifeste ; que le sang circule avec plus de rapidité, que le système nerveux reçoit et propage bien plus vite ces ébranlemens soudains qui conduisent aux grandes choses. Admettant l'influence de la condition physique des organes sur le produit de leurs actions les plus rele-

vées, nous verrons dans l'excitation céré-
brale un motif d'une plus grande activité in-
tellectuelle ; mais nous nous arrêterons là ,
parce que là, précisément sur cette limite ,
commence un autre ordre de phénomènes.
Une cause morale se présente , de grands intérêts sont compromis, toutes les passions
sont mises en jeu, et cette chaleur matérielle
qui jusque là poussait l'homme au plaisir,
l'entraîne tout-à-coup au milieu des combats,
fait du Sybarite un citoyen, et ajoute une
grande page à l'histoire des nations.

Oui, n'en doutons pas, les ordonnances
du 25 juillet portaient en elles-mêmes tout
ce qu'il fallait pour soulever un peuple,
quel que fût du reste le degré de la température. Toutes les glaces de l'hiver n'eussent
pas suffi pour éteindre l'ardeur des combattans; le but eût peut-être été atteint avec

moins de promptitude, mais il l'eût été, car rien au monde, jamais rien ne prévaudra contre une nation généreuse qui se lève dans sa force et veut reprendre ce qu'on essayait de lui ravir.

L'excessive chaleur des derniers jours de juillet a produit des résultats importans à signaler. Des circonstances semblables et une grande préoccupation d'esprit ont anéanti pour beaucoup le sentiment de l'appétit ; il est de fait qu'un grand nombre de blessés n'avaient rien mangé depuis deux jours. Ils avaient également renoncé au sommeil, ceux qui entretenaient le feu jour et nuit, et har-celaient sans cesse les troupes retranchées dans le Louvre et l'Hôtel-de-Ville. La plupart se soutenaient en buvant du vin et de l'eau-de-vie, non pas en excès, comme on pourrait le supposer, mais avec modération et seulement pour satisfaire un besoin impérieux. Si l'on a pu voir quelques hommes ivres autour de l'Archevêché et aux Tuileries, on peut affirmer que ceux-là n'y étaient pas entrés le fusil à la main, au milieu des balles et de la mitraille. Et qu'on ne croie pas que ce fait soit exagéré; chacun a pu s'en convaincre, et l'on se rappellera long-temps ces hommes, qui, dérogeant à leurs plus chères habitudes, entraient chez les marchands de vin pour y boire de *l'abondance*. Ils sentaient parfaitement qu'une boisson enivrante agirait avec trop de force sur leurs têtes exaltées; ils refusaient le bon vin et les liqueurs qu'on leur offrait de toutes parts, et conservaient une modération parfaite dans un temps où il eût été excusable de céder à l'entraînement des circonstances.

Mais cette raison, qui les préservait de tout

excès, n'avait pas refroidi leur courage, et on les a vus affronter tous les périls avec une audace qui confond l'imagination. Cette bravoure brillante, qui a valu aux Français une si haute renommée entre toutes les nations les plus belliqueuses, s'est montrée ici sous un jour nouveau. Le combat a bientôt été une lutte corps à corps, les coups étaient portés de près, chaque balle avait sa destination spéciale, et l'on conçoit quel désavantage avaient ceux qui étaient mal armés.

Ainsi l'ardeur des combattans a eu pour premier résultat de faire négliger les précautions que la prudence et la valeur savent allier. Beaucoup de blessés, anciens militaires, affirment n'avoir jamais vu un tel enthousiasme. En vain marchions-nous en tête, disaient-ils, pour montrer le chemin à cette foule d'enfans qui nous suivaient; bientôt ils nous dé-

passaient et se faisaient tuer, ou forçaient l'ennemi à la retraite. On conçoit qu'en pareil
cas les blessures doivent être graves. Mais
voyons en quel état se trouvaient les deux
partis lorsqu'ils en sont venus aux mains.

On évalue à dix mille hommes environ les
troupes qui ont pris une part active au combat : le troisième et le sixième de la Garde,
le septième Suisse, le cinquième, le quin-
zième et le cinquantième de ligne, le premier régiment de cuirassiers, les lanciers, les
gendarmes d'elite, et enfin la gendarmerie de
Paris, composent cet effectif, dont le chiffre
est loin d'être exagéré. Tous ces militaires
étaient armés de bons fusils, de carabines,
de pistolets ; la cavalerie avait ses longs sabres, des lances, enfin un appareil complet
d'armes offensives et défensives. Il y avait,
en outre, des canons et plusieurs compa-

gnies d'artilleurs de la garnison de Vincennes. Il ne paraît pas que les munitions aient manqué.

Maintenant, dirons - nous quels adversaires ont accepté le combat, quels soldats improvisés se sont levés pour le soutenir, quels moyens de défense d'abord, et ensuite d'attaque, ils ont déployés, et avec quelle énergie ils ont arraché la victoire? Le peuple, un peuple entier, des flots d'hommes, poussés par une seule idée, comme une vague qui se précipite et revient sans cesse vers le rocher qu'elle dévore peu à peu, le peuple s'est rué sur des bataillons aguerris faisant un feu terrible, sur des canons vomissant la mitraille, sur des grilles de fer, sur des portes de bronze; et bataillons, artillerie, barrières de bronze, tout a été écrasé sous le choc, foulé aux pieds, tout a cédé à cet effort immense, et tout, en effet, devait céder, car qui pourrait résister à un peuple!

Aux premiers temps de la bataille, lorsque la sourde fermentation qui soulevait la masse n'avait pas encore produit cette grande explosion du jeudi, on ne voyait aux mains des combattans que de mauvais fusils, des pistolets, des armes blanches, des piques, des bâtons, et tout cet appareil qui n'annonce encore aucun résultat, parce qu'il n'y a pas d'ensemble. Un peu plus tard, les citoyens sentirent le besoin de marcher à leur tour : plusieurs dépôts d'armes furent ouverts au public, les magasins des arquebusiers furent pillés, et bientôt la défense prit un caractère plus régulier. Des munitions, enlevées aux convois et à la poudrière centrale, complétèrent l'armement des bourgeois, et la fusillade prit dès lors un caractère imposant.

La journée du mercredi avait révélé à certains combattans le secret de leur force ; beaucoup d'autres, jusque-là simples spectateurs, se disposaient à prendre une part active aux affaires du lendemain ; les préparatifs s'achevaient de toutes parts : ceux qui avaient attaqué se trouvaient réduits à la défensive, et le jeudi, le soleil ardent du midi enflammait une armée immense, qui se recrutait à chaque pas en marchant à la victoire. Alors, beaucoup d'anciens militaires, de gardes nationaux, d'étudians, de jeunes gens du commerce, avaient en main de bons fusils, les cartouches ne manquaient pas, un feu roulant s'engageait et les victimes tombaient nombreuses.

Si quelques citoyens, connaissant le maniement des armes, s'en sont servis avec adresse, un bien plus grand nombre n'en tirait qu'un faible parti. Beaucoup de fusils mal chargés se sont crevés entre leurs mains et ont produit de graves accidens; des boîtes de poudre fine, servant à amorcer, s'enflammaient par suite d'imprudence ou de maladresse, et brûlaient les imprudens et les maladroits. Combien d'individus ont été blessés par ceux mêmes qui combattaient à leurs côtés ! Dans cette foule de citoyens, qui se précipitaient vers un même point, les coups de fusil partaient de toutes parts et n'atteignaient pas toujours les adversaires. Les armes blanches complètement inutiles dans une affaire de ce genre, ont produit un grand nombre de blessures tout-à-fait accidentelles. Nous devons cependant avouer qu'entre quelques mains ces armes meurtrières ont été employées à l'exécution de certains actes d'une vengeance barbare, que le vrai courage et l'humanité réprouvent également. Mais lorsque les passions populaires sont mises en jeu sur une aussi vaste scène, ce serait méconnaître l'espèce humaine que d'exiger d'elle plus de sagesse et de modération.

Ainsi donc en considérant les deux armées en présence, on y trouve toutes les circonstances les plus propres à amener de grands et prompts résultats, et en même temps à produire des blessures dangereuses. Cette réflexion qui s'applique en général à tout ce qui a pris une part active aux combats des trois journées, s'applique encore plus spécialement à quelques uns de ces combats, et c'est ce qu'il est facile de démontrer.

La place de Grève, les rues, les quais, les ponts et les places qui l'avoisinent, offrent si peu de développement en surface que les combattans ont dû se voir de très-près et par conséquent se porter des coups à la fois plus sûrs et plus redoutables. C'est en effet ce qui est arrivé et les deux tiers environ des blessés reçus à l'Hôtel-Dieu l'ont été dans ce quartier. Beaucoup ont franchi le pont d'Arcole au milieu d'une grêle de balles et de biscaïens(1), et ont renouvelé un des plus beaux faits d'armes de la campagne d'Italie. Ceux qui, placés en tirailleurs sur tous les quais de l'île Notre-Dame, et nourrissant un feu continuel contre les suisses et la garde royale, ont été blessés à cette époque, le furent très-

(1) Un de ces projectiles, d un assez gros calibre, parti de la place de Grève, a traversé les rues du Chevet-Saint-Landry et Saint–Pierre-aux-Bœufs, et est venu frapper la base d'un des pilastres de la façade de l'Hôtel-Dieu. Un gros quartier de pierre dure a été enlevé. D'autres biscaïens, des balles et des boulets sont tombés sur le parvis Notre-Dame et dans la Pharmarcie de l'hôpital.

grièvement , parce que la tête et la poitrine se trouvaient seules à découvert. C'est là que tant de malheureux ont été tués et portés à la morgue ou jetés à la rivière. C'est de là que nous sont arrivés un bon nombre de ceux qui ont succombé dans les premiers temps de leur séjour à l'hôpital sans que l'on ait pu remédier aux graves lésions dont ils étaient atteints.

Non loin de là , la défense avait pris un tout autre caractère. La rue Saint-Antoine coupée çà et là de grandes barricades , offrait un aspect dont il est impossible de se faire une idée. Chaque étage de ces hautes maisons recélait des pavés, des moellons, des briques, des buches énormes , et c'est sous cette grêle de projectiles d'une nouvelle espèce que furent écrasés les cuirassiers qui tentèrent de pénétrer dans ce défilé redoutable. Un ba-

taillon d'anciens militaires tous décorés, se
fit remarquer par son intrépidité, la précision de ses mouvemens, la sûreté de son
attaque et la pesanteur de ses coups. De ce
quartier nous sont venus des hommes percés
de part en part de balles ou de ces longues
lames de sabre si meurtrières entre les mains
de la grosse cavalerie ; nous avons vu des
enfans qui n'avaient pas craint d'échanger
des coups de pistolet avec ces géans bardés
de fer, et l'un d'eux, dont nous pansions la
cuisse fracturée, se répandait en invectives
contre un grand maréchal-des-logis qui avait
eu assez peu de délicatesse pour répondre
par un coup de carabine au feu d'un mauvais
pistolet qu'il venait de décharger sur lui. Sa
naïve franchise se révoltait à l'idée de l'emploi de moyens aussi disproportionnés, et il
semblait nourrir un projet de vengeance que

le temps et quelques réflexions ont détruit.

On a dit que, dans une guerre de la nature de celle dont nous avons été témoins, tout l'avantage était pour les citoyens qui agissaient en partisans, en tirailleurs contre des ennemis en ligne. Le reproche, si toutefois l'on en peut faire à ceux qui n'ont pas été les agresseurs, le reproche ne serait applicable qu'à quelques cas particuliers, car sur beaucoup de points le peuple a exécuté de véritables charges sur des adversaires bien préparés à les recevoir. Des feux de peloton et de la mitraille écrasaient cette foule qui se précipitait de toutes parts ; des rangs entiers tombaient, mais un autre s'avançait aussitôt et la victoire n'était pas long-temps douteuse. Sur la Grève, à la place du Palais-Royal, dans la cour des Tuileries, ces actions d'éclat ont fait couler bien du sang et fourni des blessures de l'espèce la plus dangereuse.

Nous avons dit que beaucoup de citoyens placés en tirailleurs sur les quais avaient été blessés à la tête et à la poitrine parce que ces parties dépassaient seules le parapet qui servait de retranchement. Il est résulté de cette circonstance une foule d'accidens très-remarquables ; beaucoup de balles ont parcouru, suivant la longueur du corps, un trajet immense. Un jeune homme, penché sur une barricade pour ajuster son coup , reçut une balle qui entra en arrière du moignon de l'épaule droite ; elle descendit le long du dos et alla sortir au niveau de la hanche du côté opposé. Il est sorti de l'hôpital parfaitement guéri.

Quelques militaires ont été blessés par des coups de fusil tirés des fenêtres, mais un bien plus grand nombre de bourgeois, de vieillards , de femmes et d'enfans ont été atteints par des balles que la troupe dirigeait sur tous ceux qui avaient l'imprudence de regarder dans la rue. Les blessures reçues dans cette circonstance ont presque toutes été fatales : la tête , le cou, la poitrine, seuls en vue, recevaient la balle , et ne la recevaient pas impunément. La femme d'un médecin de la rue Saint-Honoré a été tuée de cette manière : un chef de clinique de la Charité a été atteint à l'œil, et l'on a long-temps désespéré de sa guérison. Nous avons soigné à l'Hôtel-Dieu une jeune fille qui, retirée dans sa chambre au cinquième étage , sur la place de Grève , a reçu dans le sein une balle qui avait d'abord passé au travers de la poitrine d'un homme placé au devant d'elle. Un schall , un fichu , le bord du corset, la chemise et surtout le volume de l'organe blessé ont amorti le coup et empêché que le projectile ne pénétrât jusque dans la poitrine. Le coup de feu partait d'une des fenêtres de l'Hôtel-de-Ville, c'est-à-dire à une distance de soixante pas au plus. La balle a été retirée sans beaucoup de peine, et aujourd'hui la malade est bien guérie.

Un maçon, ancien soldat, retenu chez lui par sa femme et ses nombreux enfans, se dédommageait de ne pouvoir combattre en regardant les combattans de la rue de la Vannerie par une petite fenêtre de son cinquième étage : un biscaïen parti du pont Notre-Dame laboura un des côtés de son visage, enleva l'œil, une partie de la joue et de l'oreille et le renversa presque mort au milieu de sa famille. Amené à l'Hôtel-Dieu, il a repris peu à peu connaissance et se consolait de son malheur en disant : « C'est

ma destinée à moi d'être toujours blessé ! »
Il sera bientôt guéri.

Il est une circonstance de localité qui ne
doit pas être omise dans cet examen des
causes qui ont influé sur les blessures en général. Des décharges nombreuses faites au
milieu d'une ville , dans des rues plus ou
moins bien alignées, pavées de grès poli par
le passage des voitures , ont produit beaucoup plus d'effet qu'en rase campagne où
les balles s'enterrent et ne sont jamais réfléchies comme quand elles frappent des corps
durs. On dit que les Suisses ont l'habitude
de tirer très-bas : une telle manière a dû
être fatale à un bien grand nombre de citoyens , car il est difficile qu'un projectile par-
coure une rue sans rencontrer quelqu'un. Il
est de fait que beaucoup de gens du peuple

ont été blessés au pied, à la jambe et surtout au genou.

Telles sont en général les causes qui ont
concouru à la production des grandes et nombreuses blessures que nous avons reçues à
l'Hôtel-Dieu. Beaucoup de blessés, des militaires surtout, sont restés une demi-journée, un
jour entier et même plus, sans être pansés ré-
gulièrement, et l'on doit tenir compte de
toutes les fâcheuses conséquences d'un pareil
retard.

Nous ne reviendrons pas sur ce qui a été
fait à l'Hôtel-Dieu pendant les premiers temps
qui ont suivi la grande bataille. Nos lecteurs
savent comment les blessés ont été amenés,
reçus, soignés ; nous devons maintenant leur
faire connaître la suite des événemens et raconter autant que nous le pourrons les diverses circonstances qui les ont modifiés. Par-

lons d'abord de l'état moral des différentes classes de blessés.

Les citoyens qui ont pris une part très-active au combat, sont pour la plupart d'anciens soldats. Le relevé de nos notes prouve que les deux tiers environ de nos blessés sont dans ce cas. Ceux-là se sont battus avec sang-froid, comme des hommes du métier peuvent le faire, sans s'exposer inutilement, combinant la prudence et la bravoure, et payant de leur personne dans toutes les occasions qui l'exigeaient. Il nous est arrivé des militaires en congé, de vieux sous-officiers retraités, beaucoup d'anciens légionnaires et jusqu'à des invalides, dont le sang tant de fois versé dans les guerres de l'Empire, s'est réchauffé dans ces jours de fête et a coulé de nouveau pour la patrie. Tous ces hommes, plus ou moins gravement atteints, ont donné l'exemple d'une résignation héroïque, d'une patience à toute épreuve. On eût dit que la douleur n'avait pas de prise sur ces âmes de fer. Presque tous, déjà couverts d'honorables blessures, parlaient avec calme des grandes batailles où ils s'étaient trouvés, et déploraient la fatalité qui venait de les abattre sous des balles françaises, et sur le sol de la patrie. Nous avons vu l'un d'eux, le nommé Clément Bastaud, de La Flèche, ayant eu le bras droit brisé en éclats par une balle qui avait en même temps perforé toutes les chairs du devant de la poitrine, nous l'avons vu supporter sans sourciller l'amputation du membre dans l'articulation de l'épaule, et depuis arriver lentement au terme d'une cure complète sans se plaindre jamais.

Quelques hommes du peuple n'ayant jamais été militaires, se sont montrés dès le début animés d'un courage inoui. C'est en marchant sur l'ennemi qu'ils ont fait leur apprentissage, et en peu d'instans ils sont devenus les émules, les rivaux de leurs maîtres. Ce sont eux qui, obéissant à cette impulsion soudaine qui faisait de chaque homme un héros, rendirent inutile la tactique des troupes régulières, déconcertèrent toutes les mesures prises par les chefs , devinrent maîtres de plusieurs pièces d'artillerie avant qu'elles eussent pu faire une seconde décharge, et décidèrent la victoire lorsque le combat paraissait à peine commencé. Mais ce sont eux aussi qui ont payé de leur sang ce triomphe si éclatant, ce sont eux qui, en grand nombre , furent portés du champ de bataille à la Morgue, ou déposés dans les vastes fosses du Louvre ou du marché des Innocens.

A ces hommes valeureux il faut joindre

une foule de jeunes garçons, dont la conduite dans ces journées terribles a de quoi surprendre tous ceux qui n'en ont pas été témoins. Qu'on se figure une troupe d'enfans se jouant au milieu de la mêlée, marchant sur le Louvre et les Tuileries, sans prendre garde à la grêle de balles qui tombe autour d'eux et jonche le pavé de cadavres. Voyez-vous celui-ci, grimpant malgré le feu des Suisses le long d'une pièce d'échafaudage, arriver dans les galeries supérieures de la colonnade et arborer le drapeau national au bruit de l'artillerie du Carrousel? Voyez-vous ce jeune Rigault qui, marchant à l'assaut des Tuileries, essuie le feu d'un peloton de gardes royaux, et ne s'arrête que lorsqu'une nouvelle décharge lui brise à la fois l'avant-bras et la cuisse(1)! Nous avons parlé de ce jeune

(1) C'est à ce jeune garçon, aussi remarquable par

Duvin qui dans le même temps et au même endroit, eut la poitrine traversée par un biscaïen. Ces petits héros sont âgés de seize et dix-seps ans, chacun d'eux va bien, et ils auront le bonheur de survivre sans mutilation, à des blessures de l'espèce la plus dangereuse. Nous avons reçu en outre cinq enfans au-dessous de quinze ans.

Viennent ensuite beaucoup d'individus blessés par accident, de vieillards atteints au milieu de la foule, de curieux frappés aux fenêtres, enfin de malheureuses femmes sorties de chez elles pour subvenir aux besoins de leurs enfans. Vingt-deux de ces dernières

l'exiguité de sa taille que par la vivacité de son esprit, que le général La Fayette disait le jour qu'il visita l'Hôtel-Dieu : « Mon brave, vous avez commencé comme un vieux soldat serait heureux de finir. — J'espère bien n'en pas rester là », reprit le petit homme.

sont venues se faire soigner à l'Hôtel-Dieu,
et plusieurs ont offert des blessures très-
graves. Une malheureuse cuisinière, nom-
mée Catherine Guillon, mère de six enfans,
a été atteinte successivement par deux coups
de fusil tirés par le même soldat suisse sur
la place de Grève. L'une des balles a traversé
la poitrine. Elle a succombé à une grave pleurésie.

L'état moral de toutes ces personnes a dû
offrir de grandes différences, et il est facile
de s'en rendre raison. Les anciens soldats se
sont montrés patiens et courageux ; les citoyens étaient en proie à une exaltation extrême, l'ardeur du combat n'était pas éteinte
chez eux, les cris de victoire remplaçaient
dans leur bouche les cris de la douleur, beaucoup souffraient sans mot dire des incisions
profondes, des amputations même, et pa-

raissaient étrangers aux impressions du moment. Plusieurs, après des plaintes bruyantes, se consolaient en songeant aux ennemis qu'ils avaient abattus; d'autres s'occupaient de l'avenir, de leurs familles, d'une profession désormais inutile, et se confiaient à la générosité du pays, pour lequel ils avaient combattu. Quelques-uns trouvant dans l'excitation morale d'un pareil instant une source d'idées nouvelles, s'exprimaient avec une énergie remarquable et fournissaient une nouvelle preuve de l'influence que les circonstances exercent sur tous les hommes. Nous avons vu un ouvrier à qui l'on venait d'amputer le bras droit, regarder son appareil d'un air grave et dire : « Si jamais je dois mendier mon pain, j'écrirai là-dessus : *Au Louvre en* 1830, et peut-être aura-t-on pitié de moi ! »

Les enfans, les vieillards, les femmes, placés en dehors de ce cercle d'idées entraî-
nantes, ont offert le genre d'abattement qui
accompagne en général les plaies d'armes à
feu. La stupeur où ils étaient plongés a persisté chez quelques-uns et a été terminée par
la mort. Chez d'autres, la vie s'est ranimée,
le courage a reparu et quelques opérations
ont été supportées avec assez de patience.

On nous pardonnera sans doute d'avoir
réservé un article à part pour une autre classe
de blessés, digne du plus haut intérêt. Nous
voulons parler de messieurs les étudians en
médecine et en droit, des jeunes gens du
commerce et de quelques autres personnes
tenant un rang honorable dans la société.
Chez des hommes doués des avantages d'une
éducation soignée et qui se consacrent à des
professions libérales, le courage civique

prend une forme plus réfléchie, l'enthousiasme ne se manifeste bien que par des actions, et les résultats n'en sont pas moins brillans. M. Hamot, clerc de notaire, reçut à l'assaut du Louvre une balle suisse qui lui brisa le bras gauche et produisit des désordres irrémédiables. Pensant, et avec juste raison, que dans un moment semblable un hôpital était le lieu où l'on trouvait les secours les plus prompts et les plus efficaces, il vint à l'Hôtel-Dieu, où la nécessité de l'amputation fut aussitôt reconnue. Le malade la supporta sans se plaindre, et il dit : « Un bras ! qu'importe la perte d'un bras dans une si belle cause ! » Il est aujourd'hui parfaitement guéri.

Plusieurs étudians en médecine n'ont pas montré moins de courage. M. Labarbe marchait avec les assaillans de l'Hôtel-de-Ville, lorsqu'une balle lui traversa la jambe et brisa l'un de ses deux os. Ne pouvant plus se soutenir, il s'assit sur le pavé et continua de faire feu jusqu'à ce que la perte de son sang le fît tomber en faiblesse. Il supporta courageusement les incisions que l'on fit pour agrandir les plaies, extraire des fragmens osseux et enlever divers corps étrangers. Ce jeune homme, d'une faible santé, ne put fournir aux frais d'une longue suppuration, et ses amis, ses collègues eurent la douleur de le perdre le 15 août.

Un jeune martyr de la liberté, M. Raphael Gliamas, forcé de quitter Naples, sa patrie, vint en France étudier la médecine et fuir les persécutions d'une police ombrageuse. Il saisit avec empressement l'occasion de payer sa dette au pays qui lui donnait asile, et, en combattant sur le quai de la Cité, il reçut une balle qui lui traversa le bras droit un peu au-dessus du coude. L'articulation fut heureusement ménagée, et la guérison est maintenant complète.

Nous pourrions en citer un plus grand nombre, mais nous devons faire une mention particulière d'un élève en droit, M. Rodillon, dont la jambe gauche fut brisée par un boulet sur le quai de la Cité, non loin du pont d'Arcole. Le désordre était tel, qu'il fallut amputer la cuisse à l'instant même. Il supporta l'opération avec un sang-froid admirable. « Je croyais, disait-il, qu'un boulet faisait plus de mal. » On a long-temps espéré le sauver, malgré les nombreux accidens qui ont entravé le cours ordinaire de la maladie. Il est sorti de l'Hôtel-Dieu lorsqu'on a cru que le changement de lieu et la société de ses amis lui seraient favorables, mais il a suc-

combé dans les premiers jours de septembre.

L'École des beaux-arts compte aussi ses
victimes. M. Montessuy, de Lyon, peintre
d'histoire, a eu la mâchoire inférieure fracturée par une balle qui, tirée de haut en bas,
est allée traverser l'épaule gauche. Cette
blesssure extrêmement grave n'a pas entraîné
d'accidens bien redoutables, et la convalescence est bientôt à son terme.

Chez tous ces jeunes hommes qui ont
donné de si bonne heure des preuves de valeur, on a pu observer quelle influence
exerce en pareil cas une éducation libérale
et des habitudes sociales plus relevées. Le
calme de l'esprit, une résignation non plus
passive, mais de conviction, la confiance dans
l'avenir, et surtout le plaisir d'avoir concouru en quelque chose au triomphe des

grands principes, voilà quels puissans motifs ont agi sur les âmes et favorisé autant que possible l'heureuse terminaison de la maladie. Si tous n'ont pu survivre aux blessures dont ils ont été atteints, il ne faut l'attribuer qu'à des causes trop graves pour que la science pût y remédier.

Ainsi l'état moral de tous ces blessés était favorable et de nature à contrebalancer jusqu'à un certain point les inconvéniens de la gravité des blessures. Il n'en était pas de même chez les militaires, et nous allons en donner la preuve.

D'abord disons que beaucoup d'entre eux, professant des opinions fort libérales, n'ont obéi à la voix de leurs chefs qu'à contre-cœur et par suite de l'empire qu'exerce sur eux un sentiment tout particulier appelé l'honneur du corps. L'obéissance passive, pour beaucoup de militaires, est une sorte de dogme sacré qui les reduit au rôle de machines à fusils , et ils ne se croient pas plus coupables du meurtre commis que l'arme dont ils ont fait usage. Une seule intelligence, celle du chef, anime le régiment tout entier : celui-ci exécute et ne délibère pas ; il marche parce qu'on le pousse.

Il est cependant arrivé que, dans cette position nouvelle et terrible où se sont trouvés tant d'hommes de cœur , beaucoup ont dérogé à cette sorte de loi, et ont, sinon refusé de tirer, au moins tiré en l'air. Que de motifs de découragement pour eux ! Jetés au milieu d'une grande ville pour soutenir une cause que beaucoup désavouaient, conduits par des chefs ne possédant pas leur confiance, abandonnés sans ordre précis sur les quais et les places, en butte à tous les traits, assaillis

de tous côtés, sans vivres, sans espoir de succès, tout se réunissait pour produire en eux
cette démoralisation qui présage constamment
la défaite. Quelques-uns combattaient pour
se sauver, d'autres pour venger leur mort,
qu'ils regardaient comme certaine ; aucun
d'eux pour la gloire de vaincre, aucun d'eux
pour acquérir cette renommée que le soldat
paie si volontiers de son sang. Nous savons
que certains corps se sont fait remarquer par
une animosité bien coupable, mais il ne nous
appartient pas de faire revivre ces souvenirs
et d'empiéter sur le domaine de l'histoire.

On conçoit la fâcheuse influence qu'une
semblable disposition morale dut exercer sur
les soldats blessés. Il est juste de dire que dans
l'exaspération de la victoire, les vainqueurs
ne se montrèrent pas tous généreux, et que
quelques victimes furent sacrifiées lorsque

leur position malheureuse devait les mettre à l'abri de nouveaux dangers. Les militaires blessés n'offraient pas seulement ce découragement qui s'empare des vaincus lorsque l'on succombe dans une mauvaise cause, ils avaient encore la crainte de tomber entre les mains de certains hommes avides de carnage, et tout citoyen leur paraissait un ennemi. Cependant beaucoup d'entre eux ont pu ressentir les effets des sentimens d'humanité qui animaient l'immense majorité des Parisiens.

Conduits à l'Hôtel-Dieu, la plupart de ces malheureux y arirvaient pâles, abattus, épuisés par l'insomnie, par la fatigue, la chaleur. Par une imprévoyance qu'on a peine à concevoir, on n'avait pris aucune précaution pour assurer leur nourriture; aussi beaucoup n'avaient rien mangé depuis plusieurs jours. Dévorés par une soif ardente, nous vîmes des Suisses trouvés dans le Louvre, boire de suite deux et trois pots de limonade sans pouvoir apaiser ce feu qui les brûlait. Tous se plaignaient de la diète à laquelle leur blessure les condamnait, et, dans beaucoup de cas, on dut se relâcher de la rigueur du régime, en considérant tout ce qu'il a de pénible pour des hommes jeunes, robustes et habitués à se nourrir solidement.

Mais un bon nombre d'entre eux étaient blessés trop grièvement pour s'occuper de ces détails. Tous ceux qui n'avaient pas été atteints à la tête, et qui pouvaient réfléchir sur leur position actuelle, paraissaient mornes, sombres, et souvent, au premier accès de fièvre, il survenait du délire et autres symptômes cérébraux de la plus fâcheuse espèce. Les bruits de la ville, circulant de bouche en bouche, arrivaient jusqu'à eux; ils voyaient

leur avenir compromis, l'espoir de l'avance-
ment perdu, leur vie souillée par un combat
auquel ils se reprochaient d'avoir prêté les
mains; leur blessure, titre que les soldats
aiment tant à faire valoir, devenait pour eux
le motif de reproches bien durs à entendre ;
enfin tout se réunissait pour les accabler.

C'est sous l'empire de causes semblables
que nous avons vu succomber plusieurs
hommes assez légèrement blessés. Les accidens cérébraux qui se sont développés avec
tant d'énergie chez les soldats de la garde
royale, les gendarmes des chasses et autres
militaires appartenant à des corps privilégiés,
étaient presque toujours le résultat d'une
contention d'esprit qui n'a rien d'étonnant
dans leur position. Les idées tristes aggravent
toutes les maladies, souvent même elles en
sont les vraies causes; on conçoit toute l'in-

fluence qu'elles peuvent avoir sur des blessés qui sont déjà si disposés aux inflammations des principaux organes intérieurs. Doit-on s'étonner après cela que, sur soixante-deux militaires de toute arme reçus à l'Hôtel-Dieu, nous en ayons perdu plus du tiers? On verra bientôt quelles graves blessures ils offraient, combien d'opérations dangereuses ont dû leur être pratiquées, enfin quelles causes nombreuses, graves, ont dû amener d'aussi fâcheux résultats. Occupôns - nous maintenant des circonstances extérieures communes à tous les blessés.

On a dit, et chacun le répète, que les grandes chaleurs sont très-nuisibles aux plaies, et surtout aux plaies d'armes à feu. La gangrène, dit-on, s'empare bientôt des parties malades, la fièvre s'allume et dévore les patiens, etc., etc. L'expérience répond

d'une manière péremptoire à ces idées spé-
culatives, et le démenti est formel. Tous les
chirurgiens militaires ont observé que les
plaies se guérissent plus promptement dans
les pays chauds que dans les pays froids, dans
l'été que dans l'hiver, dans un appartement
bien clos qu'en plein air. Il y a sous ce rapport une différence énorme entre la campagne d'Égypte et celle de Moscou.

Le froid enflamme les plaies, s'oppose au
travail de la cicatrisation, entretient leurs
bords rouges, tuméfiés, douloureux, nuit
au développement d'une bonne suppuration,
et rend souvent la cure impossible. On y
remédie en couvrant la partie malade de
corps chauds et humides, qui sont surtout
utiles en la préservant du contact de l'air
extérieur. La chaleur, au contraire, assouplit
les tissus, y appelle les fluides vivans, fa-

vorise l'exhalation de ceux qui composent la cicatrice, et rend la guérison très-prompte. Il arrive quelquefois que ces effets sont trop marqués, c'est-à-dire que le travail acquiert un surcroît d'activité qui s'annonce par de la douleur, une tension insolite et autres phénomènes très-remarquables. Alors le chirurgien est obligé de jouer le rôle de modérateur, et il y parvient au moyen d'applications fraîches. Cette apparente contradiction n'en est pas une, car ce n'est pas la chaleur qui est nuisible dans ce cas, mais bien l'inflammation développée dans la partie malade, laquelle inflammation n'est nullement en rapport avec le degré de température de l'atmosphère.

Ainsi donc, bien loin de nuire aux blessures, la chaleur n'a pu que leur être favorable. Mais aussi nous devons dire qu'elle a causé quelque préjudice aux blessés, et voici comment. La plupart d'entre eux, cherchant à se rafraîchir par tous les moyens en leur pouvoir, buvaient à longs traits de la tisanne froide, rejetaient leurs couvertures, surtout pendant la nuit, ouvraient les fenêtres des salles et s'exposaient avec plaisir aux courans d'air frais qui règnent le matin. Il en est resulté des refroidissemens subits, des suppressions de sueur, et par suite de la fièvre, des rhumes, des inflammations de poitrine et autres accidens dont les moins graves le sont souvent beaucoup pour les blessés.

La gangrène, dont on parle si souvent parmi les gens du monde, n'est pas à beaucoup près aussi commune qu'on le suppose. Elle est le résultat, non pas de l'inflammation des plaies, mais bien de l'action violente de la cause qui les produit. Quand un membre a été désorganisé par le choc d'un boulet, que les artères et les principaux nerfs ont été détruits, la vie s'éteint, parce que les organes chargés de l'entretenir ne remplissent plus leurs fonctions. Quand une balle a brisé un os et fait une double ouverture à la peau, si on néglige d'agrandir les plaies et de prévenir l'étranglement dont nous avons parlé, la gangrène survient par suite de la compression des parties. Mais rien, dans tout céla, n'est le produit de la chaleur, et les croyances adoptées sur ce sujet sont autant d'erreurs.

Il est une espèce de gangrène à laquelle on donne le nom de *pourriture d'hôpital*, parce qu'on l'observe plus communément dans ces maisons, bien qu'elle ne soit pas rare ailleurs. Le plus souvent elle résulte du mode d'action de la cause vulnérante. Les plaies contuses (et celles par arme à feu le sont émi-

nemment), en sont le plus souvent affectées.
Lorsque le travail de la cicatrisation commence, les parties malades sont dans un état
d'affaiblissement en rapport avec la violence
de la contusion, et qui les dispose singulièrement à l'action des causes générales. S'il s'y
développe une inflammation, elle est bientôt
trop forte, et la gangrène s'empare de la cou-
che la plus superficielle de la plaie. Il y a
beaucoup de douleur, de gonflement, et, dans
les cas de ce genre, on emploie avec un
grand avantage les chlorures de chaux et de
soude de Labarraque. Nous n'avons eu à traiter qu'un très-petit nombre d'affections de
ce genre; elles ont paru le plus souvent sur
des plaies occupant les mains, les pieds, là
surtout où les tissus, très-serrés et abondamment pourvus de nerfs, avaient dû être plus
altérés par une cause contondante.

Parmi les causes qui ont influé d'une manière fâcheuse sur les pauvres blessés, il en est deux encore qui méritent de fixer l'attention. On sait combien de coups de fusil ont été tirés pendant les huit ou dix jours qui ont suivi les affaires de juillet. Ces explosions continuelles tourmentent énormément les blessés; elles donnent lieu à des secousses, des commotions qui ébranlent tout le système nerveux et causent des douleurs très-vives. En vain M. Dupuytren écrivit plusieurs fois aux autorités pour qu'on interdît, du moins auprès des hôpitaux, ces décharges si fatigantes; toutes les mesures prises à cet effet n'eurent aucun succès, et la fusillade continua de torturer nos malheureux blessés. L'un d'eux dut certainement à cette cause le développement d'un tétanos (1)

(1) C'est une affection nerveuse qui consiste dans une

qui fut mortel en moins de trente heures.

La seconde cause que nous ayons à signaler, ce sont ces visites que reçoivent les malades et qui leur apportent des émotions de toute espèce qui leur sont constamment nuisibles. Sous ce rapport, les hôpitaux militaires ont un immense avantage sur les hôpitaux civils, et ce n'est pas le seul, car la discipline sévère qu'on y observe empêche encore beaucoup d'autres abus qui sont inévitables à l'Hôtel-Dieu. Les parens, les amis se précipitent en foule vers nos salles, et causent aux blessés des accidens sans nombre.

rigidité extrême des muscles de la partie postérieure du corps, pour le plus souvent, et dans quelques cas de tous les muscles à la fois. Il y a des spasmes continuels qui ont quelque analogie avec la rage. Cette terrible maladie est presque constamment mortelle. Ce malade est le seul qui en ait été affecté.

Malgré la plus exacte surveillance, on introduit dans la maison une foule d'alimens que
l'on donne sans mesure à des gens qui ont
souvent besoin de toutes les rigueurs d'une
diète sévère, et de là des indigestions mortelles. Chaque jour d'entrée, et il y en a trois
par semaine, est marqué par un grand nombre
de décès : le délire, les hémorrhagies, les
inflammations internes surviennent promptement et paralysent tous les efforts de la
science.

Les impressions morales sont toujours
dangereuses pour les blessés. Un jeune homme
affecté de fracture à la jambe allait bien,
lorsque tout-à-coup nous le trouvâmes en
proie à de la fièvre, de l'agitation, et autres
symptômes de nature à nous inquiéter. Nous
apprîmes que tout cela venait d'une fâcheuse
visite reçue la veille. Son propriétaire était

venu le menacer de vendre ses meubles s'il ne payait pas son loyer. Un autre ouvrier légèrement blessé à la main succomba très-promptement à des symptômes nerveux qui avaient pour cause l'abandon dans lequel le laissait une jeune femme qu'il devait bientôt épouser.

Une autre visite faite sous l'inspiration des plus nobles sentimens et destinée à prouver aux malheureux blessés de quelle tendre sollicitude ils étaient l'objet, eut des résultats également fâcheux. L'enthousiasme que causait la présence de la Reine entourée de sa famille alluma chez plus d'un malade une fièvre que l'art ne parvint pas toujours à calmer. Lorsque le général Lafayette parcourait les salles en prodiguant les consolations à tous ces infortunés, on vit les mêmes accidens se renouveler, et si cela eût été nécessaire, on eût acquis dans ces dernières circonstances la certitude des inconvéniens de toute émotion quelconque chez les blessés. Mais il y a long-temps que l'expérience a mis la chose hors de doute, et il serait à désirer qu'on en tînt compte.

Nous allons examiner maintenant les diverses classes de blessures qui ont été traitées à l'Hôtel-Dieu. Nous indiquerons rapidement leurs particularités les plus remarquables, les moyens de traitement mis en usage, et enfin la terminaison de la maladie.

CHAPITRE VI.

DES BLESSURES CONSIDÉRÉES SOUS LE RAPPORT DE
LEUR SIÉGE.

Nous rattacherons à ce chapitre diverses considérations physiologiques sur les principaux phénomènes qui se manifestent lors de la lésion de quelque organe important.

Les plaies de tête se présentent d'abord, et réclament une attention spéciale. Quand elles n'intéressent que les parties extérieures, leur guérison est ordinairement très-prompte; il y a même dans le public une opinion tellement arrêtée sur ce point, que nous devons nous en occuper un moment. Le cerveau jouit, dans l'économie vivante, d'une si haute importance, qu'une partie de cette importance est refletéé sur les organes qui lui servent d'enveloppe. La peau du crâne, recouverte de cheveux, est souvent blessée sans qu'on puisse voir bien exactement les dimensions de la plaie; d'un autre côté, les vaisseaux y sont nombreux, le sang coule en abondance, et l'on croit alors qu'il existe une grave blessure où il n'y en a qu'une très-légère.

Comme ces parties jouissent d'une grande vitabilité, la cicatrisation s'y opère en peu de temps, et ainsi se trouve confirmé cet adage: *les plaies de tête guérissent vite.* Mais un peu plus d'expérience vient contrarier cette sorte d'aphorisme. Un élève en pharmacie reçut, le jeudi, rue Saint-Nicaise, une balle qui perça la peau du crâne à deux pouces au-dessus de l'oreille. La plaie fournit une petite quantité de sang ; elle fut réunie, et aucun accident ne se manifesta jusqu'au dixième jour. A cette époque, un jet de sang artériel se fit jour entre les bords de la plaie ; on l'arrête au moyen de la compression, il reparaît les jours suivans. Le malade vint à l'Hôtel-Dieu dans les derniers jours d'août. M. Dupuytren cautérisa le fond de la plaie avec un fer rouge, et le sang fut définitivement arrêté.

Un soldat de la garde reçut une balle qui entra un peu au-dessus de la queue du sourcil gauche; elle glissa sous la peau et le muscle temporal, et alla se loger derrière l'oreille, après avoir décrit une ligne courbe assez singulière. La balle fut extraite au moyen d'une incision, et le malade semblait bientôt guéri, lorsque la plaie antérieure fournit du sang vermeil; une hémorrhagie abondante eut lieu à diverses reprises; elle cessait en comprimant le tronc de l'artère temporale. M. Dupuytren mit en usage un procédé qui avait réussi à Ambroise Paré, en 1582. Une aiguille courbe armée d'un fil fut dirigée à travers la peau, au-dessous de l'artère, et ramenée au-dehors. La ligature fut serrée sur un petit cylindre de diachylon, et le sang ne reparut plus. Le malade est maintenant guéri.

On voit par ces deux exemples que les plaies de tête ne guérissent pas toutes avec la même facilité. La circonstance d'une artère ouverte, d'un nerf coupé, peut donner lieu à des accidens graves, et il est bon de ne pas avoir en pareil cas une sécurité aussi complète.

Quand la cause vulnérante a eu assez de force pour attaquer les os, pour les diviser, et porter son action jusque sur le cerveau lui-même, alors surviennent des accidens bien plus redoutables, et souvent même une mort presque instantanée. Ceux qui ont parcouru Paris dans les journées du mercredi et du jeudi, lorsque la plupart des cadavres gisaient encore sur le pavé, ont pu remarquer qu'un grand nombre étaient blessés à la tête. Souvent, en effet, une plaie du cerveau est subitement mortelle. Un élève de l'École polytechnique, faisant des armes, reçut un coup de fleuret qui passa au travers de son masque, pénétra dans l'orbite droit; de là dans le crâne, et perfora le cerveau jusqu'à sa partie postérieure. Le malheureux jeune homme fit un demi-tour sur lui-même, et tomba pour ne plus se relever. Le désordre que produit une balle est infiniment plus grand. Les os du crâne, durs et friables, se brisent en éclats et sont chassés au devant du projectile: tous ces corps étrangers dans un organe aussi sensible, que le cerveau y déterminent des lésions auxquelles rien ne peut remédier.

Les symptômes qui apparaissent lors d'une blessure du cerveau sont la perte de connaissance, la paralysie des membres, une respiration ronflante, etc. S'il se fait un épanchement de sang à l'intérieur du crâue, ces symptômes sont encore plus marqués; si le sang coule au dehors, les uns ou les autres peuvent diminuer; mais, au bout de quelques jours, les accidens inflammatoires viennent aggraver la situation du blessé, le délire, les convulsions se manifestent, et la mort arrive bientôt.

Un sourd-muet de naissance, âgé de trente-cinq ans environ, grand et robuste, prit, on ne sait à quel propos, une part fort active aux affaires de la rue Saint-Antoine. Il fut

couvert de coups de sabre, meurtri, foulé
aux pieds des chevaux. Parmi ses nombreuses blessures, un coup de sabre avait
ouvert le crâne dans la région temporale ; le
cerveau était atteint, et ce malheureux, que
l'on avait largement saigné, allait bien,
lorsque l'inflammation de cet organe vint
donner lieu à des accidens promptement
mortels. Singulière destinée d'un être qui
semblait, en raison de son infirmité, devoir
rester étranger aux grands débats qui s'agi-
taient autour de lui !

La lésion de certaines parties du cerveau
entraîne des accidens de nature spéciale et
souvent fort bizarres. Un homme fut frappé
par une balle qui laboura une grande partie
de la peau du front sans pénétrer dans le
crâne. La vue fut perdue à l'instant même,
ainsi que la connaissance, qui revint cepen-

dant bientôt. Au bout de quelques jours, l'œil droit commença à distinguer la lumière ; plus tard, il recouvra toute sa sensibilité, et l'œil gauche suivit une marche égale. Le malade est bien guéri.

Chez un autre qui avait reçu une balle au travers de la face, un nerf fort important avait été blessé, et il en était résulté une paralysie de la joue, de la moitié gauche de la langue, de la narine du même côté ; toute la moitié gauche du visage était dépourvue de sensibilité et d'expression. Les cas de ce genre sont rares, mais heureusement sans danger.

Les blessures de la face sont en général peu graves. On a vu cette partie presque tout entière emportée par des boulets ou des biscaïens, et cependant la guérison était prompte. Il existe aux Invalides plusieurs militaires dans ce cas. Un de nos blessés a eu les deux

mâchoires presque entièrement enlevées par
une portion de mitraille. Il a succombé à des
symptômes cérébraux. Plusieurs autres citoyens ont eu la mâchoire inférieure fracassée
par des balles : quelques-uns sont guéris,
d'autres ont péri par suite d'hémorrhagies
lentes, ou par des inflammations développées
dans la cerveau et dans la poitrine. Un grand
inconvénient, chez ces blessés, c'est l'abondance et la fétidité de la suppuration, qui
constamment mêlée à la salive et portée avec
elle et les alimens dans l'estomac, y détermine des désordres graves et infecte l'économie de principes nuisibles

L'emploi des chlorures ne suffit pas pour faire
cesser cet état de choses, et il serait bien à désirer qu'on pût y remédier, car ces malades,
qui sont un objet de pitié pour tous, en sont

un de dégoût et d'horreur pour eux-mêmes.

Quand la colonne vertébrale est atteinte par une balle, les suites en sont toujours très-graves. Aucun de nos malades de l'Hôtel-Dieu ne nous a offert de lésion de ce genre, mais il en a été observé plusieurs dans d'autres hôpitaux et dans les ambulances de la ville. M. le docteur Ollivier, d'Angers, qui s'est spécialement occupé des maladies de la moelle épinière, en a vu plusieurs exemples parmi les malades auxquels il a donné des soins dans l'église Saint-Germain-l'Auxerrois. La mort est d'autant plus prompte que la blessure est plus profonde et qu'elle atteint un point de l'organe plus rapproché du cerveau.

La tête, en raison de son peu de volume et de la solidité des os qui forment les parois, n'est pas très-souvent atteinte par les balles, et les blessures de la poitrine sont beaucoup plus fréquentes. Les premières n'ont pas été reçues en grand nombre à l'Hôtel-Dieu, ce qui tient encore à une autre cause majeure. Presque tous ceux qui sont frappés dans cette région meurent très-promptement sur le lieu même où ils sont atteints par la balle. Il en a été apporté un certain nombre qui ont succombé dans les premiers jours, et l'on verra dans la liste générale combien étaient graves les lésions qu'ils nous ont offertes. Une seule opération du trépan a été pratiquée, et la malade, car c'était une femme, a péri par suite d'inflammation de poitrine.

Les plaies de poitrine avec pénétration du projectile dans les organes qu'elle contient sont très-communes, et ce sont elles qui se remarquent le plus souvent sur les cadavres qui jonchent les champs de bataille. Les employés de la Morgue ont parfaitement observé que le plus grand nombre des morts qu'on leur apportait avaient la poitrine traversée par des balles ou des biscaïens; quelques-uns avaient reçu des coups de sabre ou de lance.

La fréquence et le danger de ces blessures tiennent évidemment au volume de la partie, à sa position élevée, et surtout à l'importance des organes lésés. Les poumons, le cœur et les gros vaisseaux qui en partent, peuvent rarement être atteints sans donner lieu à une suffocation ou à des hémorrhagies qui sont subitement mortelles. Cependant il arrive quelquefois le contraire, pour les poumons surtout, car, pour le cœur, bien que l'on possède des exemples qui prouvent que la blessure de cet organe n'est pas toujours suivie de la mort, on peut poser en principe que cela doit être, et ne regarder les exceptions que comme un de ces hasards sur lesquels personne ne doit compter.

Quand une balle frappe la poitrine, sans la traverser, ni même entrer dedans, elle produit une commotion qui trouble plus ou moins l'action de l'organe respiratoire Souvent cette contusion donne lieu à un crachement de sang auquel il faut bien prendre garde, afin de ne pas le considérer comme une preuve de la pénétration du projectile. Si une côte a reçu le coup, elle est ordinairement fracturée et les extrémités de l'os brisé peuvent déchirer le poumon et en imposer sur la véritable nature de la plaie. Il arrive encore qu'une balle traverse la poitrine de part en part sans blesser le poumon. Tous ces cas et bien d'autres encore exigent de la part du chirurgien une grande habileté, et souvent les soins les plus éclairés n'empêchent en au-

cune manière le développement des inflammations internes qui enlèvent tant de malades que l'on croyait sauvés.

Ceux qui reçoivent une balle au travers de
la poitrine sont ordinairement renversés
sur le coup; ils paraissent morts, le sang
s'échappe de leur plaie, et sort par la bouche ; si la respiration continue, elle est courte,
très-laborieuse, entrecoupée de sanglots ;
bientôt l'air qui s'introduit dans la poitrine
à chaque inspiration, produit un bruisse-
ment considérable, et s'en échappe avec
assez de force pour éteindre une lumière
à un pied de distance, si l'ouverture est
large. Le visage est pâle, décomposé,
couvert d'une sueur froide; souvent le malade reste plongé dans une stupeur profonde
qui ne se termine qu'à la mort. Si la vie se
prolonge on voit survenir un accident fort

remarquable : l'air en entrant et en sortant par la plaie, s'insinue dans l'intervalle qui sépare la peau des muscles ; il s'infiltre avec rapidité dans les mailles du tissu cellulaire, et souvent, dans l'espace de quelques heures, la moitié du corps du malade est boursoufflée. Cet accident, appelé *emphysème*, prend quelquefois une extension considérable, et l'individu qui en est affecté acquiert un volume énorme. C'est au moyen d'un emphysème artificiel que les bouchers soulèvent la peau des animaux que l'on veut dépouiller. Beaucoup de nos malades ont offert ce phénomène qui d'ailleurs n'a rien en lui-même d'absolument dangereux.

Les fractures des côtes ou des autres os qui composent les parois de la poitrine ajoutent toujours beaucoup à la gravité de la blessure. Plusieurs malades chez lesquels les côtes seules avaient été brisées sans lésion des poumons , ont promptement succombé aux accidens inflammatoires que d'abondantes saignées ne purent pas maîtriser. Chez d'autres , au contraire , l'intégrité des os a permis de conduire à guérison des blessures très-graves de l'organe respiratoire. Cette différence résulte de la mobilité des parois osseuses , mobilité qui irrite sans cesse les tissus voisins et y développe une inflammation qui se propage aux organes intérieurs (1).

Mais les blessures du cœur et des gros vaisseaux qui en partent sont encore beaucoup plus graves. On a rencontré sur quelques

(1) C'est à une blessure de ce genre et à une suite d'accidens analogues, qu'a succombé M. Lamy, ancien fondateur du Journal intitulé : *La Clinique des hôpitaux et de la ville.*

sujets morts de toute autre maladie, des
balles implantées dans la propre substance
du cœur, et des faits recueillis par des mé-
décins dignes de foi prouvent que l'on peut
survivre, même assez long-temps, à la lésion
de cet organe. Ces cas rares n'infirment pas
la règle, et l'on peut regarder comme dévoué
à une mort non moins prompte que certaine
tout individu blessé au cœur. Il est hors de
doute que plusieurs citoyens apportés presque morts à l'Hôtel-Dieu ont eu des lésions
de ce genre ; mais les nombreuses occupa-
tions que l'on avait alors n'ont pas permis
de faire les recherches convenables, et nous
manquons de données positives sur la nature
exacte des blessures auxquelles ont succombé
les premières victimes. Les vivans récla-
maient tous les soins ; les intérêts de la
science devaient être subordonnés à ceux de

l'humanité, et il ne paraîtra pas étonnant que l'on ait négligé des recherches plus étendues sur des lésions qui, pour la plupart, n'avaient pu être l'objet d'aucun traitement de la part du chirurgien.

Le cou, en raison des organes qu'il contient, forme une sorte d'appendice de la poitrine, aussi parlerons-nous maintenant de ses blessures. Le conduit aérien et les gros vaisseaux qui le parcourent donnent lieu, quand ils sont blessés, à des accidens qui ont beaucoup d'analogie avec les symptômes des lésions du cœur et du poumon. La trachée ouverte par une balle peut occasionner une suffocation presque instantanée, surtout si le corps étranger reste dans ce canal et empêche le passage de l'air. Nous avons eu un homme de quarante ans qui eut la trachée ouverte comme avec un emporte-pièce : cette blessure,, reçue le jeudi à l'Hôtel-de-Ville, avait donné lieu à une suffocation qui faillit être mortelle; de larges saignées furent faites, et il avait repris du calme, lorsque le 1er août, dans la soirée, des symptômes inflammatoires s'étant manifestés du côté du poumon, il expira au bout de quelques heures. Les blessures de ce genre, heureusement assez rares, sont toujours fort dangereuses.

Quant aux gros vaisseaux qui sont situés de chaque côté et au devant du cou, ils sont rarement atteints par les balles qui traversent cette partie : plus de dix malades ont eu des balles dans cette région, et deux seulement, ainsi que nous l'avons dit ailleurs en parlant des hémorrhagies, ont eu des artères ouvertes. Ces vaisseaux ont une forme ronde, ils sont élastiques, entourés de tissu cellulaire lâche, qui leur permet de glisser quand on les presse, et ces diverses circonstances favorisent un déplacement sans lequel on verrait des accidens bien fâcheux. C'est à ces mêmes dispositions anatomiques et à quelques autres qu'on doit attribuer l'insuccès des suicides qui se coupent la gorge avec un rasoir ; presque toujours les artères, qui sont placées profondément, se dérobent au tranchant du rasoir, et le mal se borne à une plaie qui se guérit en peu de temps.

Nous voici arrivés à un genre de blessures également fort graves, quoique moins directement morteiles que les précédentes. Les plaies du ventre sont fort communes, en raison du grand volume de cette région et de la mollesse de ses parois qui n'oppose qu'une très - petite résistance à l'introduction des corps étrangers. Leur gravité dépend surtout de la lésion des organes intérieurs. Bien que

ceux-ci ne soient pas d'une importance directe et immédiate à la conservation de la vie,
ils ne peuvent être blessés impunément,
parce que la plupart contiennent des matières
destinées à sortir du corps. Si ces matières
liquides ou solides s'échappent de leurs ré-
servoirs naturels et s'épanchent dans la cavité abdominale, il en résulte une inflammation qui, en général, est promptement
mortelle. C'est ainsi que la perforation de
l'estomac et des intestins amène des désordres très-graves dans l'économie ; celle de la
vésicule du fiel, de la vessie, etc., n'est pas
moins dangereuse, et peu de malades sur-
vivent à des lésions de ce genre. Nous en
avons vu un bon nombre d'exemples. Les
blessures du foie, de la rate, du gros intestin sont bientôt suivies d'inflammations très-
étendues, qui se propagent aux organes voi-

sins, et rendent nuls tous les efforts de la science.

La stupeur dont nous avons déjà parlé plusieurs fois à l'occasion des grandes blessures, se remarque surtout dans celles qui affectent les principaux organes du ventre. On voit les malades prendre en peu de temps une teinte jaune, rester immobiles, comme étrangers à tout ce qui les environne ; un délire d'abord tranquille s'empare de leur esprit, ils n'ont en aucune manière la conscience de leur état, leur pouls est petit, la peau froide, la vie est opprimée, les fonctions principales sont ralenties ou sujettes à des perversions très-singulières. Si les intestins sont ouverts, il se développe bientôt des symptômes d'inflammation caractérisée par la tension du ventre, sa sensibilité exquise et l'ardeur de la fièvre. Si, au contraire, quelque gros vaisseau fournit du sang, la faiblesse va continuant, et la mort peut survenir avant que l'on ait pu reconnaître la cause qui l'a produite, et surtout sans que l'on ait pu y remédier.

Mais l'événement n'est pas toujours aussi funeste. Les intestins sont ronds, très-élastiques, essentiellement mobiles dans la vaste cavité qui les contient, et une balle passe très-souvent au milieu d'eux sans les blesser. On a vu mille fois le ventre traversé de part en part, et cependant l'absence des accidens et la promptitude de la guérison prouvaient assez qu'aucune lésion importante n'avait eu lieu. Des épées, des sabres ont suivi la même route, sans produire de résultats fâcheux. Enfin des balles pénétrant dans la cavité des intestins, et après y avoir séjourné pendant quelque temps, ont été rejetées au dehors,

sans qu'elles eussent donné lieu à des accidens remarquables.

Dans beaucoup de cas, l'intestin est ouvert
et l'on en a la certitude par la sortie des matières fécales au travers de la plaie. Si l'on est
assez heureux pour attirer au dehors le bout
supérieur de l'organe blessé, il s'établit ce
que l'on nomme un anus artificiel; maladie
dégoûtante, il est vrai, mais qui assure presque toujours la guérison de la blessure pri-
mitive. D'ailleurs cette infirmité elle-même
est loin de résister aux moyens curatifs qu'on
dirige contre elle. Les chirurgiens modernes,
et surtout M. Dupuytren, ont perfectionné
le traitement de cette affection au point qu'il
ne laisse plus rien à désirer et qu'il est presque constamment suivi de succès.

Au-dessous du ventre se trouve une petite
cavité qui en forme comme une sorte d'ap-

pendice. C'est ce qu'on appelle le bassin, cavité osseuse circonscrite par les os des hanches, et qui contient plusieurs appareils d'organes fort importans. La terminaison du gros intestin, la vessie et l'appareil interne de la génération comprennent un grand nombre d'organes dont la lésion entraîne le plus souvent la mort du patient.

Lorsqu'une balle vient à traverser cette région, elle fracture les os, ce qui constitue déjà un premier accident très-redoutable, car ces os sont profonds, revêtus d'une grande quantité de parties molles, entourés de vaisseaux, de nerfs considérables, en un mot, hors de l'atteinte du doigt et des instrumens. Outre la fracture des os, les organes qu'ils recouvrent sont blessés, ouverts, ils versent au dehors les matières qu'ils contiennent, donnent lieu à des inflammations con-

sécutives de la plus grave espèce et entraînent presque infailliblement la mort. De
grosses artères renfermées dans cette cavité
sont ouvertes, et l'hémorrhagie qui en résulte
ne peut être arrêtée. Une jeune femme, apportée le 28 au soir à l'Hôtel-Dieu, était dans
ce cas, et elle expira au bout de quelques
instans. Plusieurs autres blessés étaient dans
le même cas, et sont morts avec plus ou
moins de promptitude. L'un d'eux, le fourrier
de la garde royale dont nous avons déjà
parlé, a survécu près de quarante jours à
une double lésion de la vessie et du gros
intestin. On se rend compte de ce cas extraordinaire en considérant que la balle tirée
d'une fenêtre était descendue de haut en
bas et n'avait pas pénétré dans la cavité du
péritoine. L'inflammation générale avait été

très-modérée, ce qui n'arrive que très-rarement dans des cas de ce genre.

La fracture des os des membres, produite
par une balle ou tout autre projectile, constitue toujours un cas extrêmement grave et
contre lequel l'amputation est souvent la seule
ressource applicable. Un homme robuste,
plein de vigueur et de santé se tient debout en
ligne pour faire feu, ou bien marche avec
ardeur contre l'ennemi, lorsqu'une balle vient
frapper l'os de la cuisse, par exemple. A
l'instant même une chute a lieu, car la base
qui soutient venant à manquer, la chute est
inévitable. Dans ce moment, les extrémités
de l'os brisé sont violemment portées vers
les parties environnantes qu'elles déchirent.
Le malade reste quelquefois long-temps
avant de recevoir des secours, et tout mouvement donne lieu à de nouvelles dilacéra-

tions accompagnées de douleurs aiguës. Ceux qui le transportent dans un hôpital ou vers les ambulances, ne peuvent, quelque précaution qu'ils prennent, éviter d'imprimer au membre fracturé de grands mouvemens qui renouvellent le supplice du malheureux blessé; chaque secousse du brancard ou de la voiture lui arrache des cris, et il ne retrouve quelque calme que quand il est enfin couché sur le lit qui lui est destiné.

Si c'est la jambe qui est fracturée, les douleurs ne sont pas moins vives, souvent même elles le sont davantage en raison du grand volume des os, de la rigidité des parties qui les environnent et du grand nombre de nerfs très-considérables qui sont exposés aux atteintes des esquilles.

Les accidens immédiats sont bien moins graves lorsqu'il s'agit d'une fracture du bras ou de l'avant-bras. Le malade peut en général se retirer du combat, aller chercher des secours, à moins qu'une grande hémorrhagie n'enlève ses forces et ne produise une syncope.

En parlant des plaies de tête , nous avons dit un mot sur la fracture du crâne. Ce sujet tout spécial demanderait de longs détails que nous interdit la forme de cet ouvrage. Il nous suffira de dire que les os de cette région fort durs et disposés en voûte, résistent à des commotions violentes sans se rompre, mais non pas toujours sans reporter sur le cerveau qu'ils contiennent, une grande partie de l'effort qu'ils ont soutenu. Il en résulte un ébranlement qui , dans beaucoup de cas, à la plus fâcheuse influence sur les fonctions intellectuelles et sensoriales. Souvent même cette commotion détermine la rupture de petits vaisseaux intérieurs qui fournissent alors la matière d'un épanchement très-dangereux. Les os en effet ne peuvent être distendus, et tout l'effort de pression exercé par le sang qui s'amasse à l'intérieur, se passe sur le cerveau qui est aplati, déprimé et bientôt incapable de remplir ses fonctions ordinaires. Aussi les fractures du crâne ont-elles beaucoup moins d'importance par elles-mêmes qu'en raison du trouble qu'elles causent dans l'appareil cérébral.

C'est pour remédier à ces accidens d'épanchement, de compression, que l'on institua, dès les premiers temps de la chirurgie, une opération appelée *trépan*, et qui consiste dans la perforation des os du crâne pour donner issue aux matières étrangères qui y sont contenues. On a dit que les trépanés mouraient tous à l'Hôtel-Dieu. Cela n'est pas exact, et les registres d'observations tenus par les élèves internes en font foi. Il ne faut pas oublier que le trépan est une opération très-grave, employée comme unique ressource dans un cas plus grave encore, et l'on sentira qu'on ne peut raisonnablement exiger beaucoup dans des circonstances aussi défavorables. Mais revenons aux fractures des os des membres.

Nous n'avons eu qu'un seul cas de fracture de la clavicule, encore a-t-elle été produite par un coup de crosse de fusil, lorsque le blessé se précipitait sur un Suisse pour le désarmer. Il est à remarquer, comme une singularité bien bizarre, que cet homme, récemment sorti de l'Hôtel-Dieu, y avait été guéri d'une fracture du même os, mais de l'autre côté. Nous avons vu en ville un adjudant sous-officier du 1er régiment de cuirassiers, qui a eu la clavicule droite écrasée par un pavé, dans la rue Saint-Antoine. Enfin, nous savons qu'à l'hôpital militaire du Gros-Caillou, M. Larrey a donné des soins à un soldat qui a eu cet os brisé par une bille de marbre : c'est le seul exemple de fracture produite par une semblable cause.

Les fractures de l'omoplate ont été beaucoup plus communes. La plupart des grandes plaies pénétrantes de la poitrine étaient accompagnées de lésion de cet os. Sa position, sa forme et ses usages rendent sa fracture peu dangereuse, et n'exigent aucun moyen particulier de taitement. Cela n'est rigoureusement vrai que pour sa partie plate; car, si la fracture a eu lieu dans la portion qui forme le moignon de l'épaule, alors le cas devient beaucoup plus grave.

Si, en effet, une balle traverse l'articula-

tion de l'épaule, et brise les surfaces osseuses, l'expérience prouve que le membre tout
entier doit être enlevé; ce qui constitue,
comme on le voit, une des plus graves opérations que le chirurgien puisse pratiquer.
Deux individus y ont été soumis à l'Hôtel-
Dieu, et tous deux sont aujourd'hui complètement guéris. Un troisième, chez qui elle
était également indiquée, et qui n'a pas
voulu s'y soumettre, a éprouvé pendant cinq
semaines une foule d'accidens qui vingt fois
ont compromis son existence. Il s'est enfin
résigné lorsque toutes les chances de salut
lui ont semblé perdues, et l'opération a été
faite pour ne pas renoncer à la dernière qui
restât, quelque douteuse et précaire qu'elle
fût en effet. Le malheureux a succombé au
bout de huit jours, victime d'une obstination
qu'aucune prière n'avait pu vaincre.

Les fractures du bras sont beaucoup moins graves, à moins que le désordre des parties molles ne soit porté très-loin. L'os étant situé à peu de profondeur, on peut extraire avec facilité toutes les esquilles détachées par la balle, et panser ensuite de manière à amener la guérison. Nous en rapporterons plusieurs exemples.

Quand l'articulation du coude est largement ouverte, que les surfaces osseuses sont broyées, c'est un cas d'amputation du bras, et l'on ne gagne rien à attendre.

Si les os de l'avant-bras, du poignet ou de la main sont atteints par une balle qui les brise en éclats, dilacère les parties molles, ouvre les artères, il faut amputer au-dessus du mal, et se souvenir que ces parties sont douées d'une sensibilité exquise, que l'in-flammation qui s'y développe infailliblement est souvent accompagnée de gangrène, et que, dans le plus grand nombre des cas, la mort est le résultat des tentatives faites pour conserver un membre trop souvent inutile. Un malheureux ouvrier cartonnier, père de plusieurs enfans en bas âge, eut le poignet droit écrasé par un biscaïen, à la prise des Tuileries : l'amputation lui fut proposée comme unique moyen de salut. « Qui nourrira mes enfans? disait-il, ma main seule les fait vivre; » et après un moment d'hésitation : «Coupez : la patrie viendra peut-être à leur secours. » Il est aujourd'hui bien guéri.

Les blessures des doigts réclament presque toujours l'amputation. La balle qui les atteint produit un écrasement qui, dans un organe aussi sensible, a toujours des suites fâcheuses. C'est dans des cas de ce genre que l'on voit survenir le tétanos, et l'on doit tout faire pour prévenir un accident aussi redoutable. Un homme du peuple eut, dans les premiers jours d'août, le bout d'un doigt écrasé par un baril de bière. Il n'y donna aucune attention et se livra comme de coutume à des écarts de régime et aux fatigues de son métier de crieur public. Plus de dix jours s'étaient écoulés, lorsqu'il fut pris d'une constriction violente à la mâchoire et à la gorge. Bientôt, les muscles du cou devinrent raides, puis ceux du dos, puis enfin tous ceux de la partie postérieure du corps; il était renversé en arrière et courbé comme un arc de cercle. C'était un tétanos fort grave auquel il succomba en quatre jours. On avait voulu faire passer la blessure pour un coup de pied de cheval reçu dans une charge de cuirassiers; mais la vérité fut connue et les prétentions des spéculateurs repoussées comme elles devaient l'être.

Nous ne reviendrons pas sur ce que nous avons dit touchant la fracture des os qui composent le bassin. Quant à l'articulation de la hanche, son volume, la proximité du tronc, rendent ses blessures extrêmement dangereuses. Lorsqu'un boulet emporte une partie de la cuisse, brise les os et opère ainsi un commencement d'amputation , il faut que le chirurgien achève ce qui est commencé, et il exécute alors une des plus effroyables mutilations qu'on puisse voir. La cuisse amputée dans l'articulation , laisse après elle une plaie d'une étendue immense ; des vaisseaux énormes sont coupés, de grands nerfs divisés, et cependant il existe plusieurs preuves vivantes de l'efficacité de ce redoutable moyen.

La fracture de l'os de la cuisse par une balle a toujours beaucoup de gravité, parce que le fémur est d'une structure très-compacte; son extrême dureté résiste bien à la cause qui tend à le rompre, mais si cette cause est douée d'une grande puissance, alors il se brise en éclats, et cette multitude de fragmens s'oppose à une consolidation régulière. Il en résulte encore que les accidens inflammatoires prennent une intensité excessive, que la suppuration devient abondante et de mauvaise nature, que la santé générale de l'individu se détériore et que la mort est presque assurée en pareil cas.

On voit que l'amputation est le seul moyen de prévenir des suites aussi fâcheuses, aussi doit-on souvent y avoir recours dans cette circonstance. Le désordre des parties molles, la lésion des artères, des nerfs principaux sont autant de motifs pour hâter l'opération; car il importe surtout qu'elle soit faite promptement afin de prévenir le développement des accidens consécutifs.

Lorsqu'une balle a traversé le genou, ouvert l'articulation et altéré les surfaces osseuses, l'amputation est de rigueur. Toutes les fois qu'on s'en est dispensé pour des motifs plus ou moins plausibles, la suite a prouvé combien on s'était abusé. En vain cite-t-on l'exemple d'un des hommes les plus honorables de notre époque qui guérit parfaitement après avoir refusé de se laisser couper la cuisse pour une blessure de ce genre; les miracles ne peuvent servir de base à aucun jugement, et d'ailleurs il faudrait d'abord prouver que la balle avait pénétré dans l'articulation. S'il est un fait avéré en chirurgie militaire, c'est l'incurabilité des plaies du genou par arme à feu, et l'on doit en pareil cas, s'empresser de mettre le malade à l'abri des accidens mortels dont il est menacé.

Lorsqu'une balle fracture les os de la jambe, le danger varie suivant le point qu'occupe le malade et suivant l'étendue des désordres. A la partie supérieure du tibia, cet os a un volume considérable, il est spongieux, et une balle peut fort bien le traverser sans produire de fracture; elle y fait un trou plus ou moins profond comme on l'a vu dans le cas où elle était restée enveloppée dans la toile qui doublait la guêtre du malade. Dans les cas de ce genre la guérison peut arriver sans accidens. Si la balle frappe directement la surface la plus large de l'os, vers sa partie moyenne, elle peut encore s'y creuser un trou proportionné à son volume; mais les portions d'os qui restent de chaque côté, n'ayant plus assez de force pour soutenir le poids du corps, la fracture complète arrive. C'est ce que nous avons vu chez un homme qui fut blessé le mercredi à l'Hôtel-de-Ville, et qui est aujourd'hui bientôt guéri.

Mais le plus souvent l'os est fracturé en éclats comme le fémur, dont il égale la dureté, surtout à la partie moyenne. Alors les esquilles sont nombreuses, et l'on doit les enlever avec soin afin d'abréger les suites de la maladie, qui sont d'autant plus longues que le travail confié aux forces de la nature est plus important. Un compositeur d'imprimerie, le nommé Rougé, eut la jambe brisée par une balle, le mercredi matin à la place de Grève. Doué d'une constitution très-irritable, on eut beaucoup de peine à se rendre maître des symptômes nerveux qui parurent dans les premiers temps, et l'on dut s'abstenir de pratiquer l'amputation comme ce cas l'exigeait. Plus tard, il survint des accidens singulièrement exagérés par l'imagination ardente du malade; quelques accès de fièvre l'emportèrent le 31 août. Ce typographe n'est pas le seul dont nous ayons eu à déplorer la perte. Le jeune Firer, blessé à la hanche sur la place du Châtelet, a également succombé. Quelques autres ont été plus heureux et sont rendus aujourd'hui à des travaux importans qu'ils avaient quittés avec un empressement bien louable, pour courir partout où leur courage pouvait être nécessaire.

Les blessures de la partie inférieure de la jambe, celles qui affectent l'articulation de cette partie avec le pied, sont fort dangereuses et réclament le plus souvent l'amputation du membre. Celles du pied lui-même donnent lieu aux mêmes remarques que les plaies de la main et des doigts; nous n'y reviendrons pas.

On voit que dans cette longue énumération de blessures, beaucoup sont de nature à entraîner la perte du sujet, si on ne se décide pas à enlever la partie malade. Ce moyen violent est en effet le seul qui puisse mettre le patient à l'abri de l'innombrable cortége de maux qui viennent l'assaillir pendant tout le temps nécessaire à la cure d'une plaie par arme à feu. L'affaiblissement qui résulte de la perte de sang, du régime forcé, du repos nécessaire, de la douleur, de l'insomnie, d'une longue et abondante suppuration, prédisposent singulièrement aux inflammations internes qui font alors d'autant plus de ravages que l'individu a moins de ressources à leur opposer. Une grande plaie qui suppure de-

vient promptement la cause d'une sorte d'infection générale de toutes les humeurs;
l'homme jusque là le plus sain, le plus robuste, en est bientôt réduit à un degré d'ap-
pauvrissement qu'on a peine à concevoir, et
dans cet état, les plus légères impressions
agissent sur lui avec une force extrême.

N'allez pas croire que l'amputation elle-
meme soit exempte de ces inconvéniens.
C'est une plaie simple, il est vrai, débarrassée
de l'action fâcheuse des corps étrangers, d'un
accès facile, par conséquent toujours soumise
à un traitement direct; mais il ne faut pas oublier qu'une plaie d'une aussi grande dimension, infligée en quelque sorte à un individu
bien portant et qui n'a pas eu le temps de s'y
habituer, entraîne dans toute l'économie des
troubles graves. Ainsi donc une maladie dangereuse est traitée par un moyen dangereux

en lui-même, mais qui offre cependant au blessé et à l'homme de l'art plus de chances de succès.

Nous avons jusqu'ici omis de parler de quelques autres blessures ou accidens qui ne sont pas susceptibles d'être rangés dans la classe de tous ceux qui précèdent. Plusieurs individus ont reçu d'énormes contusions produites par la chute de corps pesans, comme des pavés, des moellons, etc. Ces accidens peu nombreux à l'Hôtel-Dieu, offrent beaucoup d'analogie avec les effets des balles mortes, des boulets arrivés presque au terme de leur course. D'autres citoyens ont été brûlés, même assez grièvement, par l'explosion de la poudre qui a mis le feu à leurs habits. Quelques braves qui s'étaient emparés d'un canon, sur la place de Grève, voulurent le diriger contre les ennemis ; dans leur empressement pour le charger, la gargousse fut mise à l'envers, c'est-à-dire, le boulet du côté de la culasse. Comme le coup ne partait pas, on s'aperçut de la méprise et il fallut y remédier. A défaut d'un instrument convenable, le canon fut incliné et la poudre se répandit sur le pavé; bientôt le boulet tomba et son choc sur la pierre ayant fait naître une étincelle, la poudre s'enflamma et brûla cinq ou six hommes placés aux environs.

Chez un jeune homme qui avait des cartouches dans plusieurs poches, un coup de fusil parti près de lui, mit le feu à ses munitions, et dans un instant il fut brûlé de la tête aux pieds. Nous n'avons perdu aucun de ces blessés, bien que l'un d'eux eût en même temps la main gauche fracassée à tel point que l'amputation dut être pratiquée aussitôt.

Parmi les combattans, il en est qui ont

éprouvé des entorses en franchissant les barricades ou en sautant par les fenêtres de quelques établissemens où ils s'étaient introduits. Un ancien soldat, portant une grande cicatrice sur le devant d'une jambe, a eu cette partie déchirée par un pavé qui a roulé dessus; une vaste inflammation s'y est développpée et est bien loin encore du terme de la guérison. Les blessures de ce genre n'ont aucun danger en elles-mêmes, mais souvent elles résistent à tous les moyens de traitement et font le désespoir de ceux qui en sont atteints.

Nous réunirons dans le chaptire suivant les diverses considérations qui se rattachent d'une manière plus immédiate à la guérison des blessures par armes à feu. On verra que sur ce sujet encore il y a des idées à rectifier, des croyances à détruire, des vérités à faire connaître. Nous tâcherons d'arriver à ce but sans trop fatiguer nos lecteurs de dissertations scientifiques; heureux si nous y parvenons sans inspirer de l'ennui .

CHAPITRE VII.

DU TRAITEMENT GÉNÉRAL DES PLAIES PAR ARMES A FEU.

EN réfutant quelques-unes des erreurs gé-
néralement admises sur la nature de ces blessures, nous avons fait pressentir l'inutilité
d'une foule de moyens prétendus héroïques
en pareil cas. Toutes les eaux spiritueuses,
tous les baumes , toutes les compositions tant
prônées dans le siècle dernier, sont reléguées
au nombre des erreurs et ne figurent plus
que dans l'histoire de la science. Mais comme
l'esprit humain flotte perpétuellement entre
le flux et le reflux de l'erreur et de la vérité,

on a passé du luxe pharmaceutique de nos devanciers, à une disette de moyens qui, pour avoir moins d'inconvéniens, n'en est certainement pas dénuée. Mais avant d'en venir aux choses spéciales, parlons d'abord de celles qui font la base du traitement de toutes les blessures.

Nous avons indiqué la situation physique de l'Hôtel-Dieu, la manière dont les malades y étaient reçus, couchés, les soins que l'on donnait à la partie matérielle de la maison, enfin toutes les circonstances hygiéniques dans lesquelles se sont trouvés les blessés. On conçoit combien il importe de les tenir dans un local sain, à l'abri des intempéries de l'air et des variations atmosphériques, loin du tumulte, enfin dans un état de repos physique et moral aussi complet que possible.

L'Hôtel-Dieu est loin sans doute de remplir toutes les conditions qu'il serait à désirer qu'on trouvât dans les établissemens destinés au soulagement des êtres qui souffrent, mais tel qu'il est, on y trouve assez de bien pour compenser le mal, et cela suffit pour que l'on s'en contente en attendant mieux. Les ambulances d'armée soumises à toutes les chances de la guerre, et tout imparfaites qu'elles soient, ne laissent pas que de rendre d'immenses services. Les hôpitaux sédentaires ont sur elles des avantages que chacun reconnaît sans qu'il faille les démontrer, et l'on devra se trouver heureux d'avoir pu y donner asile à tant de braves citoyens qui, dans une autre situation, n'eussent pas obtenu une guérison aussi facile.

Après le repos de corps et d'esprit qui convient à tous les blessés, vient le régime alimentaire, auquel il faut donner beaucoup d'attention. Le passage subit de l'état de santé à celui de maladie, l'invasion certaine de la fièvre, le trouble des fonctions intérieures et beaucoup d'autres considérations rendent la diète tout-à-fait indispensable. Un système moderne dont ont a abusé, fit prévaloir l'usage d'un régime excessivement sévère, et l'expérience prouva bientôt que les blessés s'en trouvaient mal. La diète absolue chez des individus qui n'y sont pas préparés peu à peu, a de grands inconvéniens. L'exténuation qui en est le résultat favorise le développement de toutes les lésions consécutives qu'on observe chez les blessés. Il faut soutenir les forces du malade, lui donner graduellement des bouillons, du potage, des légumes frais, etc. Il faut avoir égard aux habitudes du blessé, à son âge, à sa profes-

sion. Il n'y a point de règles générales ap-
plicables en pareil cas. Un Russe malade
mangera plus qu'un Espagnol en pleine santé.
En 1814, les Cosaques blessés recevaient à
l'Hôtel-Dieu des rations de vivres qui eussent
suffi à nos soldats bien portans; on leur donnait en outre des rations d'eau-de-vie qui ne
paraissaient pas avoir d'influence fâcheuse
sur les blessures les plus graves.

Nous avons dit que sous le rapport de la
qualité, le régime alimentaire avait subi d'importantes améliorations à l'Hôtel-Dieu pendant le séjour des blessés. Aujourd'hui que
la plupart des convalescens ont été placés à
Saint-Cloud, on en est promptement reve-
nu à l'ancien ordre de choses, et les malades,
qui n'ont pas l'honneur d'avoir été blessés,
reçoivent, comme de coutume, une nourriture détestable.

Ceux qui sont atteints d'un coup de feu ont besoin de boire abondamment, et nous avons dit quelle soif ardente dévorait les malheureux qu'on nous amenait. De la limonade, une infusion légère de tilleul et de fleurs d'oranger, la décoction de chiendent, telles sont les boissons qui leur conviennent, autant pour apaiser leur soif que pour produire un peu de calme dans le mouvement circulatoire, en y introduisant une grande quantité de liquide. Il faut également veiller avec soin à ce que les évacuations naturelles aient lieu, afin de prévenir le malaise qui résulte trop souvent d'une omission dans ce genre.

L'expérience fait voir que dans les trois premiers jours qui suivent la blessure, il se développe ordinairement une fièvre plus ou moins forte, à laquelle on donne le nom de fièvre traumatique, et qui prend souvent un tel degré de violence qu'il faut toujours essayer de la prévenir et l'arrêter, si cela est possible. La nature de cette fièvre est manifestement inflammatoire, et par conséquent elle réclame l'emploi de moyens propres à affaiblir. Après la diète, le repos et les boissons adoucissantes dont nous avons parlé, la saignée est le moyen le plus direct d'arriver à ce but. Ceci est de précepte général; il faut saigner tous les malades atteints de balles ou autres projectiles; il faut les saigner copieusement, en ayant égard toutefois aux circonstances dans lesquelles peut se trouver le blessé. S'il y a stupeur, il est évident qu'on le tuerait en lui ouvrant la veine; il faut attendre, dans ce cas, que les forces de la vie soient remontées au degré convenable. Si une hémorrhagie très-abondante a eu lieu, l'indication se trouve naturellement remplie. Mais, dans tous les autres cas, il faut se mettre en garde contre les accidens inflammatoires ; l'ouverture de la veine est le meilleur moyen d'y parvenir.

Les plaies qui intéressent des organes importans, comme le poumon, le cerveau, le foie, etc., exigent de larges et fréquentes saignées. Les anciens chirurgiens ne craignaient pas d'en pratiquer dix, quinze, vingt et même plus, dans les premiers jours d'une semblable blessure, et ils obtenaient des succès dans des cas qui nous semblent désespérés. Ces traditions ont été suivies dans quelques cas graves de plaies pénétrantes de la poitrine, et l'on n'a eu qu'à s'en applaudir. Nous ne sommes plus au temps où l'on s'empressait de sucer une plaie de poitrine et de donner issue au sang épanché. L'expérience

a prouvé que la guérison est bien plus certaine quand on la ferme immédiatement avec
un appareil convenable, et qu'on s'oppose,
autant que possible, à l'introduction de l'air
dans le foyer de la maladie.

Quant aux plaies qui n'intéressent que les
membres, les chairs, et dont la disposition
inflammatoire est à la fois moins grande et
surtout moins dangereuse, on a pensé, dans
ces derniers temps, qu'un traitement local suffirait. On est allé même jusqu'à regarder les
applications de sangsues autour de la blessure, comme capables de prévenir le développement de l'inflammation, et l'on en a
conclu que tout autre traitement était inutile. On a négligé de débrider les plaies, parce
qu'on avait en main un moyen d'empêcher
qu'elles ne s'étranglassent, et les bases fon-
damentales de la thérapeutique de ces affec-

tions se sont trouvées détruites en un instant. Justice a été faite de cette erreur, et de
prétendues convalescences obtenues par ce
moyen *si simple*, ont offert des accidens
consécutifs qui ont prouvé combien plusieurs
centaines de sangsues remplaçaient mal un
coup de bistouri donné à propos.

Autrefois les chirurgiens militaires faisaient
un grand usage des boissons émétisées, des
purgatifs et autres médicamens de cette sorte,
parce qu'ils pensaient que les blessures par
arme à feu étaient bientôt compliquées d'une
affection bilieuse qui les aggravait beaucoup.
On a renoncé à cette pratique, qui n'était
blâmable que parce qu'elle était banale.
Dans beaucoup de cas, elle avait des avantages marqués, et l'on ne doit pas se priver de
ceux qu'elle peut procurer encore.

Tels sont les moyens généraux employés

contre les plaies d'armes à feu; n'oublions pas de dire que quand il y a stupeur, il faut avoir recours aux stimulans, comme l'eau rougie, la décoction de kina acidulée, les potions toniques et autres médicamens de la même classe. Tant que persiste cet état grave, on ne doit pas songer à appliquer aucun autre traitement; car le trouble qui existe dans les principaux organes rendrait son action nulle, ou bien ne permettrait pas de juger les résultats obtenus par lui.

Les applications locales sont aujourd'hui réduites à la plus simple expression. On a banni de la pharmacie militaire une foule de formules très-compliquées, de recettes que la crédulité de nos pères dotait d'un grand nombre de propriétés merveilleuses. L'eau d'Alibour, le baume du Commandeur et autres n'avaient, au dire de certains auteurs, guère moins d'efficacité que celui de Fier-à-Bras. Le temps et l'observation ont réduit toutes ces panacées à leur juste valeur, et de nos jours on ne les emploie plus. Il est cependant certaines substances emplastiques qui favorisent la guérison des plaies, qui facilitent la suppuration et les rendent moins douloureuses. M. Larrey les recouvre de compresses imbibées d'eau vinaigrée, qu'il entretient humides, et ce moyen hâte la résolution des parties contuses. Tous les praticiens se servent d'eau dans laquelle on étend une certaine quantité d'extrait de saturne et d'eau-de-vie camphrée; cette liqueur, ainsi préparée, jouit de propriétés résolutives très-marquées, et remplace avantageusement la plupart des eaux spiritueuses dont on faisait un si grand abus dans l'ancienne chirurgie.

Dans tous les cas, une plaie par arme à

feu, débridée, comme cela est nécessaire le plus souvent, doit être recouverte et mise à l'abri du contact de l'air extérieur. On se sert, à cet effet, de linge fin, percé d'une multitude de petits trous et enduit de cérat d'un côté. On l'applique sur la plaie et on le recouvre d'une plus ou moins grande quantité de charpie suivant la quantité de liquide qu'elle semblera devoir fournir ; des compresses et des bandes enveloppent le tout et maintiennent l'appareil. On le laisse en place jusqu'à ce que la suppuration soit bien établie, à moins que le sang ne coule en abondance.

On attache dans le monde une très-grande importance à ce que l'on appelle *la levée du premier appareil*. Autrefois que l'on recouvrait toutes les plaies de charpie imbibée de liqueurs balsamiques et spiritueuses, et que l'on avait de fausses idées sur la nature du travail qui forme les cicatrices , on levait ce premier appareil au bout de vingt-quatre heures. A cette époque , la plaie était sèche , le sang resté à sa surface y adhérait fortement, la charpie qui la recouvrait s'était collée avec elle , et les plus vives douleurs résultaient des efforts qu'il fallait faire pour arracher toutes les pièces du pansement. Le chirurgien ne trouvait en tout cela aucun motif pour pronostiquer l'issue de la maladie , mais le patient se trouvait tout naturellement disposé à y attacher une grande importance; car nos propres sensations nous fournissent ordinairement la mesure de la valeur des choses. On ne saurait croire combien certains malades , surtout parmi les personnes de la classe aisée , éprouvent d'inquiétudes à l'occasion de ce premier appareil.

Aujourd'hui , l'on ne découvre une plaie

que quand on peut le faire sans douleur pour
le blessé.Quelques jours sont nécessaires pour
cela : la surface malade commence à fournir
ses produits naturels qui imbibent la charpie; elle se détache alors sans effort , et la
guérison en devient d'autant plus certaine.

Ici se présente une question de la plus
haute importance et sur laquelle les plus sa-
vans praticiens de notre époque diffèrent de
sentiment. Les pansemens doivent-ils être
renouvelés tous les jours , ou bien faut-il ne
les renouveler que très-rarement? Dans l'ancienne chirurgie, on pansait un malade très-
souvent.; on enlevait avec le plus grand soin
tous les produits de la plaie, parce qu'on at-
tribuait à ces produits des qualités nuisibles.
Depuis lors, on a reconnu que la suppuration
ne cause aucun dommage aux surfaces qui la
fournissent, à moins qu'elle ne soit altérée

par des circonstances particulières. Or, le contact de l'air, une trop grande chaleur entretenue autour de la partie malade, le défaut de propreté, sont les causes qui peuvent vicier ce fluide. On a inféré de là que l'on éviterait ces inconvéniens en rendant les pansemens plus rares.

Il est certain que, dans les plaies par armes à feu, avec fracture des os, chaque pansement est accompagné de douleurs vives. Cependant, les malades attendent presque toujours avec impatience l'instant où ils seront pansés. Un sentiment bien naturel leur fait désirer qu'on s'occupe d'eux, et la douleur que leur cause le pansement n'a peut-être pas autant d'inconvéniens que l'inquiétude qu'ils éprouvent quand on passe devant leur lit sans s'y arrêter. L'imprimeur Rouzé, dont nous avons parlé, avait une fracture de jambe qui lui occasionnait les plus vives souffrances. Il se complaisait au renouvellement journalier de son appareil ; il voyait sa plaie ; et lorsque plus tard des circonstances particulières exigèrent qu'on éloignât les pansemens, son imagination inquiète ne rêvait qu'aux progrès du mal et au temps perdu sans y apporter remède.

M. Larrey a depuis long-temps adopté la méthode des pansemens rares. Lorsqu'une fracture d'un membre ne lui paraît pas indiquer l'amputation, il enlève avec soin toutes les esquilles, débride largement les plaies, et enveloppe la partie malade dans un appareil d'une extrême solidité. Les choses sont abandonnées en cet état aux seules forces de la nature ; le patient garde une position convenable, et les pièces du pansement ne sont enlevées qu'au bout de trente ou de quarante

jours. Il faut le dire, cette manière de procéder, qui soulève contre elle une foule de
graves questions, est couronnée de succès
dans quelques cas où son application semble
téméraire ; mais le raisonnement, la théorie
doivent se taire devant les faits : l'expérience
fait loi, et l'on doit s'y soumettre. Cependant, il ne faut pas établir la chose en précepte général : vouloir traiter toutes les fractures par ce moyen, ce serait aller à l'absurde,
et l'absurde n'est pas permis quand il entraîne pour conséquence la mort d'un homme.

Dans les plaies sans fracture, ce moyen
pourrait être plus avantageux, et on le conçoit facilement. Il est arrivé chez un grand
nombre de blessés aux armées, de recevoir
un premier pansement, et de rester par suite
des circonstances, fort long-temps sans en
obtenir un second. Des guérisons survenues

dans des cas de ce genre ont conduit à répéter l'expérience et souvent elle a réussi. Les hommes robustes, doués d'une grande énergie morale, peuvent s'accommoder d'un traitement semblable; mais tous les blessés ne sont pas de cette trempe, et ceux qui éprouvent de la fièvre, du délire, de la stupeur et d'autres troubles plus ou moins graves, ont besoin que le chirurgien intervienne dans un travail que l'on ne doit pas confier aux seules forces de la nature.

Ainsi donc, en cette affaire comme presque en toute chose, c'est entre les deux extrêmes qu'il faut se tenir pour arriver sûrement au but. L'homme de l'art, qui ne jure sur la parole de personne, qui examine consciencieusement et se décide à agir d'après les lumières fournies par l'expérience et le raisonnement, met en usage telle ou telle méthode suivant qu'elle lui paraît convenir davantage au cas qui lui est soumis. Nous le répétons, la plupart des blessés désirent être pansés très-souvent, et nous en avons peu vu chez qui l'emploi de ce moyen ait eu des inconvéniens réels.

C'est un curieux spectacle que celui d'une vaste salle au moment de la visite du chirurgien en chef. Il arrive, un coup de cloche avertit tous les élèves dispersés aux lits des malades; ils s'approchent; l'interne, les externes, le pharmacien, chacun répond à l'appel et se trouve prêt à s'acquitter de son devoir. La religieuse entourée de ses infirmiers est là, prête à rendre compte de ce qui s'est passé la nuit et pendant la journée hors du temps de service.

Les grands malades, tous ceux qui sont affectés de fractures, ou qui ont subi des opérations, sont pansés par M. Dupuytren qui a pour aide l'élève interne de la salle. Un externe spécialement chargé d'un grand plateau nommé *l'appareil*, doit avoir sous la main tout ce qui est nécessaire au pansement; des bassins de cuivre portés par les infirmiers, sont destinés à recevoir tout ce qui a besoin d'être changé ; il y a partout ordre, précision, propreté et surtout promptitude. Les blessés qui le sont moins grièvement découvrent leur plaie à l'instant où le chirurgien s'arrête à leur lit; il indique ce qu'il y a à faire, et l'externe à qui appartient ce numéro, exécute aussitôt la prescription. En même temps le pharmacien écrit sous la dictée les médicamens ordonnés, un autre élève qui tient un double de ce registre, note avec exactitude les alimens et autres choses, et toute la salle est ainsi passée en revue chaque matin. Le soir, le chirurgien de semaine fait une tournée dans laquelle il examine les nouveau-venus.

Les objets qui servent aux pansemens, charpie, compresses, bandes et autres, sont en abondance, et il n'y a rien à désirer sous ce rapport. Il y a cependant une remarque à faire sur le compte de la charpie. En général, elle est fabriquée dans les hôpitaux par des convalescens ou des malades dont les mains sont libres, et qui gagnent à ce travail un léger salaire. Il en résulte que le linge effilé s'impregne facilement des émanations de mauvaise nature au milieu desquelles il est plongé; cette charpie amassée dans les magasins, s'y échauffe, y contracte une mauvaie odeur, et devient par cela même nuisible aux plaies sur lesquelles on la dépose. Nous n'avons eu rien de semblable à observer dans ces derniers temps, et la charpie apportée de toutes parts à l'Hôtel-Dieu, était parfaite sous tous les rapports. Les personnes charitables qui s'empressèrent d'en fabriquer n'y mirent pas moins de soin que de zèle, et plus d'un malade lui doit sa prompte guérison.

Tels sont en abrégé les moyens de traitement mis en usage dans la cure des plaies par armes à feu. Repos, régime sévère, pansemens réguliers, opérations hardies, soins assidus, zèle et intelligence de la part de tous ceux qui tiennent au service de la maison, voilà en résumé ce que l'on a fait pour chaque malade, ce que l'on a toujours fait, ce que l'on ferait encore en pareil cas; et cependant, une telle conduite n'a pas désarmé la calomnie! On a dit que la malveillance entrait pour beaucoup dans le nombre des décès; que des malades, légèrement blessés, avaient péri tout à coup avec des symptômes

extraordinaires : on a même parlé d'empoi-
sonnemens ! Qui voudrait s'abaisser à réfuter
une telle accusation ? qui consentirait à relever un propos absurde inventé par une lâche
calomnie, accueilli par la sottise, et bientôt
converti en une rumeur populaire à laquelle
applaudissent ceux dont elle est l'ouvrage?

Ce ne sera pas nous, assurément; car la
science et ceux qui la professent sont à l'abri
de cet injurieux soupçon; mais nous ne passerons pas sous silence une autre accusation
non moins absurde que la précédente.

Le corps des religieuses qui desservent
l'Hôtel-Dieu est une de ces antiques associa-
tions qui ont résisté à tous les orages des
temps modernes. Sous l'invocation de saint
Augustin, ces hospitalières ont conservé d'anciennes traditions et une discipline intérieure
qui diffère beaucoup de tout ce que l'on ren-

contre dans les autres ordres monastiques. Il en résulte que bien des voix s'élèvent contre elles ; on les persécuterait volontiers si l'examen du dogme et les professions de foi étaient encore exigibles. Sans entrer dans cette discussion tout entière du domaine de la conscience, nous dirons que ces dames joignent, à beaucoup de zèle pour les malheureux, une tolérance parfaite en matières politique et religieuse, un charité ardente et des habitudes qu'on ne saurait trop louer.

Les derniers événemens leur ont fourni une nouvelle occasion de déployer ces qualités, et elles ont, s'il est possible, acquis de nouvaux titres à la reconnaissance publique. C'est au milieu de ces obscurs travaux, pendant que jour et nuit elles prodiguaient des soins à tous ceux qui en avaient besoin, c'est lorsque chaque malade bénissait la main qui le soulageait, que quelques personnes n'ont pas craint d'attribuer une partie des décès à des causes dépendant de la volonté des religieuses. Si ces dames avaient eu besoin d'un autre témoignage que celui de leur propre conscience, elles en eussent trouvé un bien flatteur dans l'indignation qui s'empara des malades aux premiers bruits de ce genre que la malveillance fit circuler.

Mais ces vaines clameurs ne les atteignent pas. Marchant d'un pas ferme dans la ligne étroite de leurs devoirs, elles dédaignent l'outrage et ne craignent pas l'injustice. Les malheureux qui expirent environnés de leurs soins affectueux, loin de leur reprocher leur mort, les remercient d'avoir adouci leurs derniers momens. Si quelques personnes douées d'une dose peu commune de crédulité ont pu concevoir quelques doutes à cet égard,

il suffirait de leur faire observer que les prépa-
rations médicamenteuses sont faites à la Pharmacie centrale, qu'elles sont distribuées par
les Pharmaciens eux-mêmes, que les alimens
sont apprêtés en commun, et que ce qui eût
été nuisible à une salle aurait dû l'être dans
toutes les autres à la fois. Mais cessons de
combattre une chimère et tâchons que le public raisonnable sache à quoi s'en tenir sur
les véritables causes de la mortalité arrivée à
l'Hôtel-Dieu.

Le chapitre qui suit fournira tous les documens nécessaires pour arriver à un jugement rigoureux sur cette matière. Ce qu'il y
a de fastidieux dans une nomenclature de ce
genre sera compensé par l'utilité du travail.
Le lecteur n'aura pas oublié toutes les circonstances que nous avons indiquées jusqu'ici, et en les rapprochant de celles qui

sont particulières à chacun des individus ou des groupes de blessés que nous allons faire connaître, il acquerra toutes les donnée capables de conduire à une appréciation exacte de la valeur des faits.

CHAPITRE VIII.

RÉSUMÉ DE L'HISTOIRE DE TOUS LES BLESSÉS REÇUS A L'HÔTEL-DIEU.

§ I. *Plaies du crâne.*

POILROUX (Jean-Antoine), vingt-huit ans, soldat au 15ᵉ léger; apporté le 28 juillet. Plaie pénétrante du cerveau. Mort le même jour.

Un inconnu, trente ans environ; apporté le 28; large fracture au crâne. Mort en arrivant, sur le brancard.

MEUNIER (Alexandre), dix-huit ans, commissionnaire; apporté le 29. Une balle a traversé le crâne. Mort le même jour.

GOLMANN (Joseph), du 7ᵉ régiment suisse;

apporté le 29. Balle qui a traversé le front. Mort le même jour.

DOMINIQUE (Antoine), vingt-quatre ans, soldat du 5ᵉ de ligne ; apporté le 29. Plaie du cerveau par une balle. Mort le même jour.

DELACOUR (Joseph), trente-deux ans, journalier ; blessé le 29 par une balle qui a pénétré dans le cerveau. Mort le 31.

PASCOT (François), quarante-un ans, peignier ; blessé le 28 par une balle qui a brisé le crâne ; apporté le 29. Mort le 31.

Un inconnu, âgé de vingt-cinq ans environ, apporté le 29 ; coup de sabre sur le haut de la tête. Plaie du cerveau. Mort le 31.

Un sourd-muet, âgé de trente ans environ ; apporté le 28. Couvert de coups de sabre ; l'un d'eux a pénétré jusqu'au cerveau. Mort le 2 août.

De ces neuf individus, aucun n'a pu recevoir de secours, et rien ne pouvait prévenir l'issue funeste d'une maladie évidemment au-dessus des ressources de l'art. On voit figurer dans cette liste quelques inconnus dont on avait cependant constaté le genre de blessure. Beaucoup d'autres également apportés mourans, et sur le compte desquels on n'a pu obtenir aucuns renseignemens précis, pourraient peut-être s'y trouver inscrits, mais dans le trouble et la confusion inévitables en un pareil moment, l'examen des cadavres n'a pu être fait, et l'on a dû se borner à mettre sur les actes de décès, ces mots : *coup de feu.* Cette vague désignation à laquelle nous ne pouvons rien substituer, s'applique à huit individus qui ne figureront que pour mémoire dans ce relevé, où tout doit être rigoureusement exact et vrai.

Les malades dont les noms suivent, bien que très-gravement blessés, ont survécu plus long-temps, et ont reçu les secours de l'art.

PRUOT (Pierre), vingt-neuf ans, maçon; le 28, une balle fracture le crâne et blesse le cerveau. Paralysie, délire. Mort le 7 août.

DELAIRE (Charles-Frédéric), vingt-trois ans, du 7ᵉ régiment suisse. Fracture du crâne; en même temps fracture de la cuisse gauche. Mort le 9 août.

DELATRE (Jean-Baptiste), vingt-deux ans, garçon marchand de vin; le 28, crâne brisé par un moellon. Mort le 10 août.

QUIESNE (Marie-Anne), quarante ans, marchande; le 28, une balle a labouré le sommet de la tête. Assoupissement, délire; trépan. Morte le 17 août.

Si ces quatre malades ont résité à la gravité de leurs blessures, il n'y avait aucune raison de croire qu'ils n'y succomberaient pas tôt ou tard. Le trépan appliqué dans un seul cas, ne l'a été que pour tenter un moyen de prolonger la vie. La malade a succombé huit jours après cette tentative, et l'ouverture de son corps a fait voir que l'inflammation des enveloppes du cerveau avait trop d'étendue et de gravité pour laisser quelque espoir de la guérir. C'est au reste la seule opération de ce genre qui ait été pratiquée à l'Hôtel-Dieu dans ces événemens.

D'autres individus, également blessés à la tête, ont été plus heureux, et les secours qu'ils ont reçus ont eu les résultats les plus favorables (1).

THIRION (Remi), vingt-huit ans, du 3ᵉ régi-

(1) Le nommé François Mondidier, agé de vingt-quatre ans environ, reçut le 29, aux Champs-Élysées, huit coups de sabre sur la tête; l'un d'eux, porté obliquement, a enlevé une portion d'os de trois pouces de longueur sur deux pouces de largeur. Le cerveau n'a pas été atteint, et le malade est sorti en bon état de l'hôpital Beaujon où il a été soigné par MM. Marjolin et Blandin. Il est aujourd'hui à la maison de convalescence de Saint-Cloud.

ment de la garde, blessé le 28 par une balle dans la tempe gauche. Hémorrhagie. Guéri.

BADOUVILLE (Frédéric), vingt ans, élève en architecture; blessé le 29. Un fragment de balle a entamé le crâne et ouvert une artère. Hémorraghies. Entré le 28 août. Cautérisation. Guéri.

MAROTTE (Gabriel), quarante-un ans, cordonnier; le 28, une balle a labouré le front de droite à gauche. Guéri.

BISSAC (Aimé), dix-sept ans, cordonnier; le 29, il reçoit un coup de sabre peu profond sur le haut de la tête. Guéri.

PERRIGNON (Étienne), cinquante-cinq ans, cordonnier; le 29, une balle a labouré le cuir chevelu et une partie du front. Guéri.

JOUANNOT (François), vingt ans, manœuvre; le 29, il a reçu un coup de sabre de cuirassier sur la tête. Guéri.

LALANDET (Pierre), vingt-cinq ans, boulanger; le 28, une balle a sillonné le front assez profondément. Guéri.

Le premier de ces malades, dont nous avons déjà parlé ailleurs, a éprouvé divers accidens qui ont donné des inquiétudes sur l'issue de la maladie. Les os de la tempe, violemment contus, se sont exfoliés, et ce travail a retardé la cicatrice. Une surdité, qui a paru dès les premiers jours de l'accident, n'a été que passagère. Les autres blessés ont été plus ou moins promptement guéris, et quelques-uns portent même encore des plaies non cicatrisées. Ce sont ceux chez qui la balle a labouré le cuir chevelu. Dans ce cas, la peau déchirée ne se cicatrise que très - difficilement.

Ainsi, sur vingt blessures affectant le crâne, treize ont été mortelles. Dans ce nombre, neuf l'ont été presque immédiatement ; les quatre autres le sont devenues un peu plus tard, en raison de la vigueur des sujets ou de quelques autres circonstances accessoires, mais enfin, sans qu'il y eût quelque espérance de sauver les malades. Quant aux sept autres, le traitement a dû être suivi de succès.

§ II. *Plaies de la face.*

PONTIEUX (François-Louis), trente-cinq ans, broyeur de couleurs; le 28, un boulet lui a enlevé la moitié gauche de la face, c'est-à-dire l'œil, le nez et les deux mâchoires. Il n'a pas perdu connaissance. Les mouches déposèrent leurs œufs sur cette plaie énorme, qui fut bientôt remplie de petits vers. Mort le 4 août.

MONDOT (Jean), trente-un ans, chocolatier; le 28, une balle venant d'en haut a brisé la mâchoire inférieure et pénétré dans la poitrine. Mort le 11 août.

FRANÇOIS (Jean), trente-un ans, charpentier; le 28, une balle, entrant par la narine droite, a brisé la mâchoire supérieure et coupé en arrière un gros tronc artériel. Mort le 11 août.

PRONIER (Pierre-Guillaume), soixante ans; le 28, une balle a fracturé la mâchoire inférieure. Érysipèle, délire. Mort le 14 août.

MACQUINIER (Jean-Jacques), cinquante-neuf ans, porteur; le 28, une balle a brisé la mâchoire inférieure. Hémorraghies, délire. Mort le 16 août.

Ces grands désordres ont dû entraîner la perte des malades. Si quelques individus ont survécu à d'énormes mutilations du visage, on ne peut considérer cela que comme des cas rares qui ne forment que de légères exceptions à la règle. Ainsi, cinq malades doivent encore être mis au nombre de ceux qui n'ont pu être secourus. Ceux qui suivent sont dans le cas contraire.

GAUDIN (Jean), vingt-neuf ans, journalier. Le 28, une balle entrée à la racine du nez, en dedans de l'œil gauche, a traversé la face de part en part et est allée sortir derrière le cou. Guéri.

MONTESSUY (François), vingt-six ans, peintre d'histoire. Une balle a brisé la mâchoire inférieure et traversé le côté gauche du cou. Guéri.

QUILLIER (André-Claude) vingt-quatre ans, cordonnier. Le 28, un biscaïen lui a brisé la mâchoire inférieure. Guéri.

BERNARD (Jean), vingt-quatre ans, soldat du 15° léger. Le 28, une balle lui a fracturé la mâchoire inférieure. Guéri.

MOUCHEUR (Charles), quarante ans, coiffeur. Le vingt-huit, une balle a brié en éclats la mâchoire inférieure. Guéri.

MARTIN (Geneviève), soixante-cinq ans, marchande de bois. Le 28, une balle lui a labouré la joue gauche, de la bouche a l'oreille. Guérie.

DANIEL (Jean-Baptiste), cuirassier du 1er régiment. Le 29, une balle entre dans la bouche, brise quatre dents supérieures, et sort au-dessous de la mâchoire, en blessant la langue. Guéri.

DUMAS (Léonard), cinquante-huit ans, maçon. Une balle a labouré le haut de la joue droite, depuis l'œil jusqu'à l'oreille. Guéri.

VAUREUX (Louis), vingt-six ans, soldat du 3e régiment de la garde. Une balle a traversé la joue droite. Guéri.

MARAIN (Joseph), vingt-trois ans, commissionnaire. Une balle a déchiré la joue droite. Pas d'accidens. Guéri.

SAVY (Edme), cinquante-six ans, ébéniste. Le 29, une balle traverse la joue droite, et se loge au fond du gosier. Guéri.

YOUCKMANN (Pierre), vingt-neuf ans, coutelier. Le 28, une balle a pénétré dans la joue gauche et y est restée, on ne sait où. Guéri.

Plusieurs autres citoyens, blessés plus légèrement, ne sont restés à l'Hôtel-Dieu que
quelques jours et nous ne les désignerons pas
ici d'une manière plus exacte. Parmi ceux
dont il est mention, il en est dont les blessures étaient fort graves. On a enlevé de grandes portions de l'os de la mâchoire inférieure ;
il y a éu des hémorrhagies qui ont cédé aux
gargarismes vinaigrés, au repos complet de la
partie malade et à un appareil compressif approprié. Plusieurs d'entre eux avaient, outre
la blessure de la face, une plaié au cou ou à
la poitrine, et cette fâcheuse complication n'a
pas entraîné la mort. Il a fallu les soumettre
à un régime très-sévère, les saigner copieusement, et combattre des érysipèles, qui re-
venaient avec beaucoup d'opiniâtreté. Voyons
maintenant les plaies du cou, qui ne sont pas
moins graves que celles de la mâchoire.

§ III. *Plaies du cou.*

COUDRAY (René), vingt-deux ans, boulanger. Le 28, une balle lui traverse le cou; apporté ici le même jour, il meurt le 29 au matin.

SAJUDY (Joseph), quarante ans, cordonnier. Une balle a ouvert la trachée artère. Mort suffoqué le 1er août.

BESSONNEAU (Léonard), vingt ans, maçon. Une balle a traversé le cou de part en part, et ouvert une grosse artère. Mort le 11 août.

JOLY (Nicolas), quarante-six ans, charretier. Une balle a traversé le cou de gauche à droite. Pas d'accidens. Guéri.

COUDER (Jean), dix-huit ans, porteur. Le 29, une balle a passé au travers du cou, de gauche à droite, sans produire d'accidens. Guéri.

Un jeune homme de dix-neuf ans reçut, le 28, une balle qui fit une petite plaie au devant du cou. Guéri.

Les trois premiers étaient mortellement blessés et aucun moyen ne pouvait y remédier.
Quant aux trois suivans et à quelques autres
que nous passons sous silence, la guérison
a été prompte, et l'on a pu s'étonner de ce
qu'une balle ait traversé le cou sans rien léser
d'important. Lorsque l'on songe à la fréquence
des blessures de cette région, quand on voit
si souvent des coups de rasoir ou de couteau
diviser profondément des parties qui sont si
essentielles à la vie, on conçoit à peine comment les gros troncs artériels, les nerfs et
autres organes, échappent à l'action des balles ou des instrumens tranchans. Cela tient
à leur mobilité, qui leur permet de rouler au
devant du corps qui les déplace au lieu de briser. Les artères surtout jouissent d'une élasticité remarquable, elles se prêtent aux mouvemens les plus étendus, et pour agir sur elles, il

faut qu'une cause quelconque y arrive de la manière la plus directe.

§ IV. *Plaies de poitrine.*

Nous l'avons déjà dit, ces plaies sont à la fois plus nombreuses et plus graves que celles qui atteignent les autres grandes cavités; le volume de la partie, sa position élevée et son importance bien connue, sont autant de circonstances qui expliquent cette plus grande fréquence et ce danger plus immédiat. Dans une guerre comme celle de Paris, où le rapprochement des combattans et la nature des armes ont souvent permis de choisir le but et de l'atteindre, la poitrine a été frappée dans un grand nombre de cas, et elle ne l'a pas été en vain. La plupart des cadavres portés à la Morgue présentaient des blessures dans cette région. On va voir combien de malheureux y auraient été conduits s'ils fussent restés plus long-temps sur le champ de bataille.

Un jeune homme, inconnu, bien mis, âgé de seize à dix-huit ans, fut apporté le 27 au soir; une balle traversait la poitrine; il mourut au bout de quelques instans.

Un autre inconnu, âgé de trente ans environ, apporté le 28 au matin, mourut aussitôt avec une semblable blessure.

SANCE (Antoine), quarante ans, sergent au 50ᵉ de ligne; le 28, une balle traverse la poitrine de droite à gauche. Mort le même jour.

DENOITE (Victor), gendarme, âgé de trente ans; le 28, une balle a traversé le côté gauche du thorax. Mort le même jour.

DARRAS (Auguste), trente ans, serrurier; une balle a traversé le poumon gauche. Mort le 29 juillet.

BLANQUINQUE (Xavier), vingt-cinq ans

palfrenier ; le 28, une balle est entrée dans le côté droit de la poitrine. Mort le 30 *id*.

SIMONOT (FRANÇOIS), trente-trois ans, mégissier ; le 29, une balle entrée dans la poitrine y est restée. Mort le 30 *id*.

REMY (NICOLAS), cinquante-quatre ans, ouvrier sur les ports ; un fragment de mitraille a ouvert la poitrine à droite. Mort le 30 *id*.

GAUDIN (MARIE-JOSEPH), vingt-six ans, domestique ; blessé le 28 par une balle qui traverse le poumon droit. Mort le 31 *id*.

VINCHON (JEAN-LOUIS), trente-deux ans, soldat du 15e léger ; le 29 il reçut une balle qui a traversé les deux côtés du thorax. Mort le 1er août.

TÉNIEU (FRANÇOIS), vingt-six ans, charretier ; le 29, une balle lui traverse le côté droit de la poitrine. Mort le 4 août.

SENPÉ (BERNARD), vingt-cinq ans, soldat

de la garde; balle dans la poitrine. Mort le 8 août.

MORIN (Charles), vingt-huit ans, couvreur; le 28, il a reçu une balle dans le côté gauche de la poitrine. Mort le 9 août.

MAILLARD (Adolphe), vingt-un ans, coiffeur; le 29, une balle a traversé le côté droit de la poitrine. Mort le 9 août.

GAULTIER (Jean-Baptiste), vingt-six ans, journalier; le 29, une balle a pénétré dans le côté gauche et y est restée. Mort le 11 août.

BERTHOLINI (Auguste), vingt-quatre ans, fumiste; le 29, une balle a traversé le côté gauche de la poitrine. Mort le 12 août.

CURIOT (Claude), vingt ans, charretier; balle qui a traversé le côté gauche. Mort le 16 août.

ALDEBERT (Jean), trente-six ans, soldat du 50ᵉ léger; le 28 il a reçu une balle dans la poitrine, de droite à gauche. Mort le 17 août (1).

____

(1) Recueilli en ville, ce militaire fut pansé avec zèle.

GUÉRIN (Pierre), trente-cinq ans, broyeur de couleurs ; le 28, il fut atteint d'une balle qui pénétra dans le côté droit de la poitrine ; il y eut aussi une grave blessure au bras. Mort le 18 août.

GUILLON (Catherine), trente-cinq ans, cuisinière ; le 28, une balle a traversé de part en part le côté gauche de la poitrine, une autre balle a entamé le bras droit. Morte le 9 septembre.

Sur vingt décès causés par des plaies pénétrantes de la poitrine, dix sont survenus dans les deux ou trois jours qui ont suivi la blessure. Plusieurs ont eu lieu au bout de quelques heures, et ceux qui se sont fait attendre davantage ne nous ont jamais paru

---

Par malheur le chirurgien qui le saigna ouvrit l'artère du bras et donna lieu à de graves accidens. Nous devons dire cependant que la mort a été tout-à-fait indépendante de ce fâcheux accessoire.

devoir arriver à une issue favorable. Des fractures de côtes, la perforation de l'omoplate,
des hémorrhagies intérieures, l'emphysème
le plus rapide, et une suffocation sans cesse
croissante, tels sont les symptômes qui pré-
sageaient une terminaison funeste. En vain
de nombreuses saignées étaient faites, en
vain on s'opposait à l'entrée de l'air dans la
cavité de la poitrine ; une fièvre ardente se
déclarait bientôt, la pleurésie et l'inflammation du poumon lui-même se développaient
avec force, et la mort en était la suite inévitable. Voyons maintenant ceux qui ont survécu à toutes ces causes de destruction.

POINTIER (JACQUES), quarante-sept ans,
journalier ; le 28 il reçoit un coup
de sabre de cuirassier qui traverse de part en part le côté droit
de la poitrine. Guéri en vingt
jours.

MILLET (Françoise), quatorze ans, dévi-
deuse; le 28, une balle a traversé le côté droit de la poitrine.
Aucun accident. Epileptique et
presque idiote; elle est sortie
guérie le 27 août.

HUMBLOT (Barbe), trente-neuf ans, con-
cierge; une balle a traversé le
côté droit de la poitrine, de part
en part; il ne paraît pas que le
poumon ait été blessé. Guérie.

DUVIN (Charles-Michel), dix-sept ans, pla-
queur en argent. Le 29, en entrant au Louvre, un biscaïen a
passé au travers du côté gauche
de la poitrine. Sorti convalescent
le 20 septembre.

BONNAFOUX (Alexis), vingt-deux ans, tailleur; le 28, une balle a pénétré
dans le côté droit du thorax d'où
on l'a extraite. Guéri le 2 septembre.

TAVERNIER (Paul-Joseph), vingt-cinq ans,
menuisier; une balle a traversé
la poitrine et a contus le poumon. Guéri le 19 août.

METCIER (Jacob), quarante-huit ans , maçon ; une balle a traversé le côté gauche de la poitrine ; accidens graves. Guéri le 14 septembre.

LAVERGNE (Jean) , vingt-trois ans, maçon ; le 28, une balle a pénétré dans la poitrine et y est restée. En voie de guérison le 25 septembre.

BELHOTE (Joseph), vingt-un ans, imprimeur ; un coup de baïonnette entrant dans le dos, a pénétré dans le poumon droit. Guéri.

MOREAU (Louis), trente-un ans, maçon ; le 28, une balle a traversé le haut de la poitrine à droite ; accidens graves. En voie de guérison.

Ces dix malades, bien que très-gravement blessés , ont dû leur salut à l'état d'intégrité des côtes. Il est certain en effet qu'une côte entièrement fracturée par une balle, présente toujours un grand nombre de fragmens, d'esquilles pointues qui irritent le poumon , donnent lieu à une inflammation des plus vio-

lèntes et rendent tout traitement peu efficace:
La fracture de l'omoplate n'entraîne pas les
mêmes inconvéniens, parce que ses débris ne
touchent pas l'organe respiratoire. Quand
une ou plusieurs côtes sont senlement entamées dans une partie de leur épaisseur, le
danger est beaucoup moindre, parce que les
fragmens ne sont pas mobiles. Quand au mode
de curation des plaies pénétrantes de la poitrine, on les a toutes réunies, sans avoir égard
à l'épanchement du sang qui se formait à l'intérieur. Il n'y a plus aujourd'hui de doute à
cet égard , et l'expérience prouve que toutes
ces blessures doivent être fermées avec le plus
grand soin, quitte à ouvrir plus tard les ab-
cès qui voudront se faire jour au dehors.

Nous avons observé un certain nombre de
plaies non pénétrantes, et cependant assez
remarquables. En voici quelques exemples.

PROVOST (Florentine), vingt-deux ans, couturière; le 28, une balle qui avait traversé la poitrine d'un homme placé devant elle, entra dans le sein droit et s'y logea profondément. Guérie le 21 août.

TERSAINT (Auguste), vingt-cinq ans; sergent au 50e de ligne, une balle a percé le côté externe de la poitrine et coutus le poumon. Guéri.

BASTAUD (Clément), quarante-six ans, cuisinier; une balle a déchiré les muscles de la poitrine et brisé le bras. Guéri.

LEBOIS (Joseph), dix-huit ans, maçon; le 28, penché en courant, une balle a labouré le dos à droite sans pénétrer. Guéri.

ANDRÉ (Jacques), vingt-deux ans, tailleur; le 29, une balle a parcouru un trajet de trois pouces au-devant de la poitrine. Guéri.

GRAND (Philippe), vingt-cinq ans, sergent au 5e de ligne; une balle a labouré le devant du thorax à gauche, dans l'étendue de quatre pouces. Guéri.

BÉCRIAUX (Jean), vingt-cinq ans, tourneur; une balle a passé au travers du dos, dans une étendue de trois pouces. Guéri.

En joignant à cette liste trois individus blessés de coups de fleuret déboutonné, nous aurons un effectif de quarante plaies de poitrine sur lesquelles un quart a été suivi de la perte du malade. C'est une chose très-digne de remarque, en effet, que ces blessures si graves et si promptement mortelles dans beaucoup de cas, guérissent très-bien dans d'autres, et fournissent, proportion gardée, moins de décès que les plaies pénétrantes du cerveau ou de la cavité abdominale. Quand un poumon se trouve altéré gravement dans sa structure et ses fonctions, on voit l'autre suppléer son congénère et redoubler d'activité pour entretenir la vie. C'est ce que nous avons observé chez le jeune Duvin et chez plusieurs autres malades qui sont aujourd'hui guéris.

§ V. *Plaies du ventre*.

Ici encore nous verrons un grand nombre de malheureux succombant à d'irremédiables lésions des organes contenus dans la cavité abdominale. La mort est moins prompte que dans les plaies de poitrine, à moins qu'un gros tronc artériel ou veineux n'ait été ouvert. L'ouverture accidentelle de quelques organes tels que l'estomac, les intestins, la vésicule du fiel, les reins, etc., qui tous contiennent des matières étrangères, donne lieu à des épanchemens qui produisent une inflammation interne de l'espèce la plus grave.

JOCQUET (Julien), cinquante aus , journalier, le 28, il reçoit une balle au
milieu du ventre. Apporté ici, et
mort une heure après.

DUCOURTY (Julien), dix-neuf ans, menuisier; un coup de feu a largement
ouvert le ventre au côté gauche.
Mort le 28.

SAINTON (Louis), trente ans, grenadier du
premier régiment de la garde
royale ; une balle a traversé le
ventre de part en part. Mort le
vingt-neuf.

PERICAUD (Antoine), soldat de la garde
royale ; le 26 il a reçu une balle
dans le ventre. Il meurt le même
jour.

RENAL (Jean), trente ans, commission -
naire, une balle entrée dans le
ventre a produit une grande hémorrhagie. Mort le 3o.

LAVOYE (François), trente-deux ans, commissionnaire ; balle pénétrant
dans le ventre; une se ule ouverture. Mort le 3o août.

VISMONT (Renaud), vingt-sept ans, soldat

du 7ᵉ suisse; une balle a traversé le ventre de droite à gauche. Mort le 3o août.

TOSSON (Jacques), vingt-deux ans, commissionnaire; il a reçu le 29 une balle dans le milieu de l'abdomen. Mort le 3o août.

CATHORINE (Denis), cinquante-un ans, bardeur; le 29, il a reçu une balle dans le flanc gauche; pas sortie. Mort le 3i août.

VANNIER (Aristide), vingt-un ans, tonnellier; une balle a traversé le flanc droit de part en part; hémorrhagie. Mort le 3i août.

GAUVENET (Pierre), vingt ans, serrurier; le 29, il a reçu une balle dans la région de l'ombilic. Mort le iᵉʳ août.

JANNET (Georges), trente ans, soldat suisse; une balle dans le côté droit; blessure du foie; péritonite. Mort le 2 août.

DAMAS (Louis), vingt-sept ans, cordonnier; le 29, une balle pénètre dans le côté droit, blesse le foie, brise les côtes. Mort le 11 août.

THOMAS (Adolphe), dix-neuf ans, marchand de vin ; une balle qui avait brisé le bras droit, a passé dans le côté droit du ventre, a blessé le foie et produit une péritonite. Mort le 21 août.

Voici encore quatorze décès dont la science n'est pas comptable, car sur ce nombre, deux seulement ne sont pas survenus dans les premiers jours de la blessure. Tous les autres frappés d'une stupeur plus ou moins profonde, gissaient sur un lit de douleur sans se mouvoir, pâles, jaunes, le corps froid, couvert d'une sueur visqueuse ; ils expiraient en cet état, ou bien, si quelque boisson un peu excitante les relevait de cet abattement, bientôt de vives douleurs se développaient dans le ventre, cette région se tendait, les vomissemens survenaient, abondans, continuels, jusqu'à ce que la mort mît un terme à cette scène désolante. Combien n'en avons-nous pas vu périr ainsi, qui, jeunes et pleins de force, se sentaient défaillir et ne trouvaient plus même le courage de regretter la vie? Les grandes lésions du ventre entraînent promptement à leur suite une sombre tristesse, les malades donnent à peine un souvenir aux objets de leurs plus chères affections, et la mort les frappe au milieu d'une indifférence qui n'étonne pas moins qu'elle n'afflige ceux à qui il arrive d'en être témoins.

Mais les blessures ne sont pas toujours aussi graves et quelques circonstances heureuses permettent aux malades de revenir non seusement à la vie, mais aux sentimnes qui seuls l'embellissent. Voyons ceux qui ont recouvré la santé.

RAOUT (Pierre), quarante-six ans, bro-

canteur; le 28, une balle a traversé le flanc gauche; accidens
graves. Guéri le 6 septembre.

RUELLE (Antoine), vingt ans, couvreur;
une balle a parcouru le flanc gauche de haut en bas. Sorti guéri
le 16 août.

FLEURANT (Thérèse), quarante-deux ans,
marchande des quatre saisons.
Une balle a traversé le flanc gauche d'arrière en avant. En voie de
guérison le 25 septembre.

MAILLOTZ (Bernard), vingt-cinq ans, soldat du 15e léger; une balle a traversé le flanc gauche et s'est logée
dans la main de ce côté. Elle a
parcouru un trajet de cinq pouces.
Guéri le 10 août.

PONTIER (Pierre), trente-quatre ans, blan-
chisseur; une balle a traversé le
flanc gauche d'arrière en avant;
blessure de l'intestin. Guéri le
16 août.

DAMPAUX (Etienne), vingt-huit ans, ca-
mioneur; une balle a pénétré

dans le flanc gauche, elle y est restée. Accidens graves. Guéri.

GUILLAUMET (Eugène), treize ans, orfèvre; une balle a traversé le flanc droit de devant en arrière. Sort guéri le 25 août.

On ne s'étonnera pas de ce grand nombre de blessures affectant le flanc gauche, quand on réfléchira à la manière dont se place un homme qui combat. Le fusil soutenu par le bras gauche étendu, entraîne une demi-rotation de tout le corps dans cette direction; c'est ainsi que l'on s'efface, que l'on présente à son ennemi une surface la moins grande possible et que l'on diminue par conséquent les chances défavorables. C'est ce qui explique pourquoi nous avons vu trois fois plus de fractures affectant le membre gauche que le droit, et pourquoi les blessures ont été plus graves de ce côté que de l'autre.

Avant de parler des plaies du bas - ventre proprement dit, nous ne devons pas oublier de faire mention de plusieurs malades dont la partie antérieure de l'abdomen a été frappée par des balles mortes. La contusion de cette partie du corps est très-douloureuse, et chez l'un de nos blessés, il fallut combattre une vive inflammation qui lui succéda.

§ VI. *Plaies du bassin.*

FRANÇOIS (Fidèle), trente ans, gendarme ; le 28, un coup de feu à bout portant l'atteint au-dessus de l'aine gauche, ouvre l'artère iliaque qui fut liée ; la mort survint au bout d'une heure.

FORGERON (Jean), quarante-quatre ans, charretier ; le 28, il reçoit une balle dans la région de la vessie ; apporté ici, il meurt le même jour.

Une inconnue, de cinquante-six ans environ; apportée le 29; une balle traverse le bassin de gauche à droite. Morte le même jour.

DESVAUX (Prosper), vingt-trois ans, journalier; le 29, une balle traverse le bas-ventre de devant en arrière. Mort le 3o.

Un inconnu, âgé de trente ans, apporté le 29; une balle a pénétré dans l'aine gauche et ouvert une artère. Mort le 31.

LECOEUR (Geneviève), vingt-quatre ans; le 29, une balle passe au travers du bassin, brise les os. Morte le 2 août.

DULONDEL (Irénée), trente ans, fourrier de la garde royale; une balle a ouvert la vessie et le rectum, fracturé les os. Mort le 8 septembre.

CHENAUX (Pierre), vingt-deux ans, soldat du 7e régiment suisse; une balle a traversé le bassin, brisé les os; inflammations graves. Mort le 20 septembre.

RAILLARD (Antoine), trente-deux ans, bottier ; une balle a pénétré au travers de la fesse jusque dans le bassin où elle est restée. Mort le 22 août.

Ici encore se retrouvent des blessures d'une extrême gravité, et l'on en peut juger à la promptitude de leur terminaison funeste. Trois seulement sur neuf ont donné quelque espoir de guérison ; à force de soins et de patience, la santé paraissait devoir revenir ; mais ces malheureux ont succombé à des désordres profonds que l'art ne peut ni prévoir ni guérir. Ceux dont les noms suivent se portent bien aujourd'hui, quoique quelques-uns aient éprouvé des lésons fort dangereuses.

EUBÉE (Louis), vingt-deux ans, lapidaire ; le 28, il reçoit une balle qui passe au-dessous de la racine de la verge et se loge dans les bourses, d'où on l'a extraite. En voie de guérison.

FAUDOIS (Nicolas), cinquante-huit ans, corroyeur; le 28, une balle a blessé et mis à nu le testicule gauche; on l'a amputé. La même balle a traversé la cuisse droite. Guéri.

VILLECOQ (Alexandre), vingt-sept ans, sergent de la garde royale; le 29, une balle qui avait traversé le devant de la cuisse droite, s'est logée dans la peau de la verge. Guéri.

LEBRETON (Édouard), trente-deux ans, marchand forain; le 29, une balle a traversé la verge à sa base et est allée se loger dans la cuisse droite. Sorti guéri le 19 août.

HERBINIER (Jean), vingt-deux ans, marchand de légumes; une balle a traversé la verge dans son milieu, elle a également traversé les bourses, puis la cuisse, faisant ainsi six ouvertures. Guéri le 6 septembre.

DUEZ (Louis), vingt-trois ans, perruquier ; le 28, les deux fesses ont été traversées de part en part, chacune par une balle ; pas d'accidens. Sorti guéri le 12 août.

PETITOT (Nicolas), vingt-sept ans, menuisier ; une balle s'est logée dans la fesse gauche ; on n'a pu la découvrir. Guéri le 28 août.

LEBLOND (Sébastien), quarante - quatre ans, couvreur ; une balle a labouré la hanche droite, dans la partie supérieure. Guéri.

THOMAS (Louis), quarante-deux ans, bottier ; une balle a traversé la partie supérieure de la fesse droite. Sorti guéri.

LETELIER (Alphonse), quatorze ans, ébéniste ; le 28, une balle a labouré le bas de l'aine et de la fesse droite. Sorti, et mort chez lui le 12 août.

LAMBERT (Ferdinand), vingt-deux ans, cocher ; le 29, il a reçu un coup de lance dans la fesse gauche. Pas d'accidens. Guéri le 16 août.

CROZE (Étienne), vingt-quatre ans, soldat du 5e léger ; une balle s'est logée dans le haut de la hanche droite. Guéri.

GIGUIER (Marie), cinquante ans, gilettière ; le 29, une balle entrée un peu au-dessus de l'aine est sortie en arrière du bassin. Pas d'accidens graves. En voie de guérison.

Nous pourrions ajouter à ces douze noms celui de plusieurs individus qui ont reçu de fortes contusions sur cette même partie du corps, soit par des coups de crosse de fusil, soit par la chute d'un pavé, le froissement d'une roue de canon et autres causes également puissantes. En général, la guérison de ces blessures a été difficile, parce que l'épaisseur des organes qui recouvent cette région ne permet pas de combattre efficacement les inflammations qui s'y développent. Il arrive aussi très-souvent que la commotion reçue par les os du bassin se transmet aux organes qu'ils contiennent, et interrompt leurs fonctions ; la paralysie de la vessie et celle du rectum exigent alors des moyens tout particuliers. Quant à la lésion de certains organes qui n'ont qu'une importance relative, elle ne compromet jamais la vie des individus, au moins d'une manière directe ; mais elle devient la cause déterminante d'une disposition d'esprit non moins fâcheuse que difficile à combattre. Les hommes ainsi mutilés deviennent taciturnes, sombres ; ils fuient leurs semblables et sont portés au suicide. Il serait curieux de rechercher quel sentiment moral est mis en jeu dans cette circonstance. Nous abandonnons ce soin, qui nous entraînerait trop loin du sujet dont nous nous occupons en ce moment.

§ VII. *Fractures des membres.*

Les fractures des os entrent pour plus d'un quart dans le nombre total des blessures soignées à l'Hôtel-Dieu. Déjà si graves par elles-mêmes, ces lésions le sont infiniment plus quand elles sont le résultat d'un coup de feu, parce que la plaie qui les complique entraîne une foule d'accidens auxquels peu de malades ont le bonheur de résister.

UN VEILLARD inconnu fut apporté le 29 ; la jambe droite était brisée. Hémorraghie grave. Mort au bout de deux heures.

IMBAULT (ADRIEN), vingt-quatre ans, peintre ; le 29, une balle lui brise la jambe droite. Apporté le 30, il meurt le même jour.

BALLET (DÉSIRÉ), vingt-cinq ans, coiffeur ; le 29, une balle a brisé le haut de la cuisse gauche. Mort le 2 août.

CHARPENTIER (CHARLES), trente-cinq ans,

sous-lieutenant du 3e régiment de la garde royale ; une balle a brisé la cuisse gauche. Délire. Mort le 4 août.

BRESSIEUX (Antoine), dix-huit ans, boutonnier ; le 28, une balle lui a fracturé la jambe droite. Stupeur, délire. Mort le 4 août.

BEURRIER (Claude), vingt-sept ans, charpentier ; le 29, une balle a brisé le bas de la cuisse droite. Il refuse l'amputation. Mort le 8 août.

GREMAUD (Michel), trente ans, broyeur ; le 28, une balle a fracturé l'avant-bras gauche. Accidens nerveux. Mort le 10 août.

MOTÉ (Etienne), vingt-un ans, doreur ; une balle a brisé la jambe gauche. Fièvre, délire, stupeur. Mort le 10 août.

POETTER (Willelhm), dix-neuf ans, tailleur ; une balle a traversé l'épaule gauche. Mort le 14 août.

SÉNÉCHAL (Antoine), soixante-huit ans ; une balle a brisé la jambe gauche.

Érysipèle, hémorraghies. Mort le 15 août.

LIARD (André), trente-quatre ans, maçon; une balle a brisé le haut du tibia gauche et blessé le genou. Mort le 15 août.

SOUHIER (Louis), vingt-deux ans, soldat du 6ᵉ régiment de la garde royale; une balle a brisé le bas de la cuisse gauche. Stupeur. Mort le 15 août.

HERBÉ (Jean-Baptiste), trente-sept ans, graveur. Le 28, une balle lui brise la cuisse droite. Stupeur, délire, accidens graves. Mort le 17 août.

GRIER (Antoine), vingt-neuf ans, ouvrier des ports; une balle a brisé le bas des deux jambes; c'était un cas de double amputation. Le malade s'y est refusé. Mort le 18 août.

BARREAU (Benjamin), quarante et un ans, charretier. Une balle a traversé la partie supérieure du bras droit. Mort le 18 août.

MANCHON (Antoine), dix-neuf ans, menuisier. Le 28, une balle a brisé le
 haut du bras droit; accidens nerveux. Mort le 18 août.

HENNERLY (Abraham), dix-neuf ans, soldat du 7ᵉ régiment suisse; une
 balle a brisé la cuisse à sa partie
 moyenne. Mort le 22 août.

MORISOT (Nicolas), cinquante ans, pâtissier. Une balle a brisé l'avant-bras
 gauche; une autre a blessé le
 droit. Mort le 19 août.

LEGER (Joseph), trente-quatre ans, tailleur.
 Le 29, une balle a brisé la partie
 supérieure de l'os de la cuisse.
 Mort le 23 août.

LEONARD (Anne), cinquante-quatre ans,
 brodeuse. Le 28 un fragment de
 boulet a emporté le moignon de
 l'épaule. Morte le 24 août.

LANDEMAINE (Louis), vingt-sept ans, em-
 balleur. Le 28, une balle traverse
 le haut de la jambe gauche. Mort
 le 26 août.

DIARD (Pierre-François), trente-sept ans,
 serrurier. Le 28 une balle a tra-

versé le genou gauche. Stupeur,
accidens graves. Mort le 28 août.

FIRER (Martin), vingt-trois ans, imprimeur. Une balle a brisé le fémur
dans l'articulation de la hanche.
Mort le 29 août.

ROUZÉE (Balthazar), trente ans, compositeur d'imprimerie; le 28, une
balle a brisé la jambe droite. Mort
le 31 août.

DALIFAR (Auguste), vingt-trois ans, her-
boriste, le 28 une balle a fracturé le tibia du côté droit. Mort
le 1er septembre.

PARSIS (Pierre), vingt-six ans, tourneur;
le 28, une balle a fracturé les deux
os de la jambe gauche. Mort le 2
septembre.

MULLER (Joseph), trente-six ans, soldat du
7e régiment suisse; le 29, une
balle a traversé le genou droit.
Mort le 15 septembre.

GAULTIER (Amable), trente-sept ans, gendarme d'élite; le 28, une balle lui
a traversé le genou droit. Mort le
17 septembre.

LABARBE (Marie-Ferdinand), vingt-neuf
ans, étudiant en médecine; le 28,
une balle a fracturé le péroné
gauche. Il sort de l'hôpital le 13
août et meurt chez lui le 15 *id*.

Sur ces vingt-neuf individus morts avec des
fractures, il en est environ huit qui ont succombé immédiatement ou bien qui n'ont survécu que quelques jours à des blessures qui
exigeaient impérieusement des amputations
qui furent refusées. Restent vingt malades
auxquels on a essayé de conserver des membres qui ne paraissaient pas devoir être sacri-
fiés de prime-abord. L'événement a prouvé
qu'il eût mieux valu amputer aussitôt; mais il
resterait encore, pour diminuer le regret de
cette omission consciencieuse, la certitude
d'un grand nombre de décès, même parmi les
amputés; car il ne faut pas oublier que l'a-
blation d'un membre n'est jamais exempte de

danger. Il est très-vrai que l'on n'a pas fait à l'Hôtel-Dieu un aussi grand nombre d'amputations qu'on l'aurait dû; mais cette réserve commandée par beaucoup de circonstances accessoires, n'a pas produit de résultats bien fâcheux, puisque le relevé de nos observations d'amputés, prouve que les décès ont été presque aussi nombreux parmi ces derniers. Il est certain aussi que plusieurs malades auront conservé des membres qu'ils eussent perdu, si l'on eût agi avec moins de mesure. Tels sont les suivans :

TRUFFIER (Joseph), trente et un ans, cordonnier; le 28, un biscaïen brise le haut du bras droit. Fracture consolidée, le 25 septembre.

DESCOMBES (Jacques), trente-deux ans, soldat du 7ᵉ régiment suisse, le 28, une balle brise la cuisse gauche en son milieu. Guéri.

COMMANDOIR (Michel), vingt-six ans,

cuirassier du 1er régiment ; le 28, une balle a brisé la jambe gauche. Guéri.

MOSER (JOSEPH), trente ans, dn 7e régiment suisse ; le 28, une balle a fracturé la jambe gauche. Guéri.

MOREAU (ANDRÉ-JOSEPH), vingt-huit ans, cordonnier ; le vingt-huit une balle a fracturé la jambe gauche. Guéri.

PROUTEAU (CLAUDE-MICHEL), trente-trois ans, peintre en bâtimens ; le 28, une balle a brisé la cuisse gauche. Guéri.

CRAMEL (AUGUSTE), quarante-quatre ans, sellier ; le 28, une balle a brisé le bas du tibia gauche. Guéri.

BONTEMS (MADELEINE), quarante-un ans, journalière ; le 28, une balle a fracturé le bras gauche à sa partie supérieure ; une autre balle a blessé la poitrine. Bien guérie.

BRIVOIS (NICOLAS), quarante-six ans, officier retraité ; le 29, une balle a traversé l'épaule droite, et brisé

la tête de l'os : pas d'accidens.
Guéri.

RIGAULT (HENRI-ADOLPHE), dix-sept ans,
domestique; le 29, une balle a
brisé la cuisse et l'avant-bras
gauche. En voie de guérison.

BAILLY (CHARLES), trente ans, tailleur; le
29, une balle a brisé le bras gauche à sa partie moyenne. En voie
de guérison.

GRAVANT (ZACHARIE), quarante-un ans,
mécanicien; le 29, un coup de
crosse a brisé la clavicule gauche.
Guéri.

BESSON (ADOLPHE), vingt-six ans, imprimeur; le 29, une balle a brisé la
jambe gauche; accidens graves.
En voie de guérison.

TARRADE (ANTOINE), vingt ans, teinturier;
le 29, une balle passe au travers
du genou gauche; il allait mal le
24 août lorsqu'il voulut sortir
de l'hôpital. Probablement mort
chez lui.

KUEUZÉ (JEAN), vingt-sept ans, soldat du
7ᶜ régiment suisse; le 28, une

balle a brisé la jambe droite et traversé la gauche. Il est en voie de guérison, 30 septembre.

MICHEL (François), quarante-deux ans, journalier; le 28, une balle a fracturé les deux os de l'avant-bras gauche. Guéri.

KELSCH (Jean-Michel), trente-trois ans, mécanicien; le 28, une balle a fracturé le haut du péroné. Guéri.

MEUNIER (Jean), vingt-huit ans, commissionnaire; le 29, une balle a fracturé le bras gauche à sa partie supérieure. Guéri.

GRENIER (Lucien), vingt-huit ans, plombier; le 29, une balle a brisé l'articulation du coude gauche. En voie de guérison le 16 septembre.

GOUGIBUS (Baptiste), vingt-quatre ans, fondeur; le 28, une balle a brisé la cuisse gauche; accidens graves. En voie de guérison le 26 septembre.

DESAUNE (Philippe), trente - six ans,

maçon ; le 28, une balle a fracturé la cuisse droite. En voie de guérison le 28 septembre.

DORLET (Jean), dix-sept ans, chiffonnier ; le 28, une balle a fracturé un os de l'avant-bras gauche. Guéri.

Vingt-deux malades affectés de fractures des os des membres par armes à feu, et dans des circonstances telles que nous les avons fait connaître, ont été guéris et peuvent aujourd'hui pour la plupart, reprendre rang dans la société. En réduisant le nombre des décès comme nous l'avons fait dans le paragraphe précédent, on voit que la moitié environ des fractures a été guérie, et un tel résultat ne paraîtra pas peu avantageux à ceux qui réfléchiront à tous les obstacles que l'on a eu à vaincre. On devra certainement attribuer un aussi beau résultat aux soins prodigués à ces malades. La plupart étaient pansés tous les jours par M. Dupuytren, et personne, à notre avis, ne dispose un appareil de fracture comme le chirurgien en chef de l'Hôtel-Dieu.

Voyons maintenant les malades à qui l'amputation des membres a dû être pratiquée, soit immédiatement, soit plus tard, lorsque les accidens consécutifs forçaient le malade ou le chirurgien à s'y décider.

HÉRISSON (Louis), vingt-trois ans, tourneur en cuivre; le 28, un biscaïen brise le bas de la cuisse; elle est amputée aussitôt. Le même projectile déchire le haut de la jambe gauche. Hémorrhagies, gangrène; on ampute la cuisse gauche le 2 août. Mort le 6 août.

VASSELIN (François), trente-neuf ans, journalier; un biscaïen brise le haut de la jambe gauche; on ampute aussitôt la cuisse. Mort le 19 août.

DESROCHES (Valentin), vingt-cinq ans, menuisier; le 28, une balle a brisé le genou gauche et déchiré la jambe droite. On a amputé la cuisse gauche le 14 août. Mort le 17 idem.

RODILLON (Antoine-Hyppolite), vingt-trois ans, étudiant en droit; le 28, un boulet a brisé le genou droit; on ampute aussitôt la cuisse; il sort convalescent, des accidens surviennent. Mort chez lui le 7 septembre.

MICHELON (Jean), quarante-sept ans, scieur de long; le 28, un boulet a coupé le genou gauche; amputation sur-le-champ. Mort le 22 août.

GATINEAU (Charles), quarante-un ans, peintre; le 28, une balle brise le genou gauche; refus de l'amputation; on la fait le 6 août. Mort le 10 septembre.

MIOT (Charles), vingt-huit ans, bonnetier; le 28, une balle a traversé le genou droit. On coupe la cuisse le 19 août. Mort le 1ᵉʳ septembre.

SENELLE (Jean-Louis), seize ans, perruquier;
le 28, une balle a fracturé la cuise
gauche. Amputation le 3 septembre. Mort le 19 idem.

LASAUVAGÈRE (Louis), vingt-cinq ans, doreur; le 28, une balle a brisé le
bas des deux jambes. Il entre
mourant à l'Hôtel-Dieu le 20 août.
On ampute la cuisse gauche le
1er septembre. Mort le 19 idem.

METZEAU (André), trente-deux ans, tailleur
de pierres; le 29, une balle lui
a brisé le bas des deux jambes;
il refuse l'amputation. Le 6 septembre on coupe la jambe droite.
Mort le 13 idem.

BOISSEL (Louis), quarante-cinq ans, peintre;
le 29, une balle a brisé la jambe
gauche que l'on coupe aussitôt.
Mort le 6 août.

DESPRÉAUX (Prudent), trente-cinq ans,
domestique, le 28, une balle fracture la jambe gauche, on la coupe
de suite. Mort le 12 août.

BAUDIN (Clément), quarante-cinq ans, peintre; le 28, une balle a brisé la

tête de l'os du bras ; il refuse l'amputation ; on la pratique enfin dans l'articulation le 8 septembre. Mort le 16 *id*.

DESTOUCHES (Quentin) , soixante-quatre ans, pâtissier ; le 28, une balle a brisé le coude gauchè. Amputation le 14 août. Mort le 20 *id*.

THOMAS (Adolphe), dix-neuf ans, marchand de vin ; le 28, une balle fracture l'avant-bras droit. On ampute le bras. Mort le 21 août.

BELLEMAIN (Jean-Baptiste), soldat du 6e régiment de la garde royale ; le 28, une balle a brisé le bras gauche ; on ampute aussitôt. Mort le 22 août.

Seize amputations ont été faites sans succès, et sur ce nombre il y en a huit qui n'ont été pratiquées que comme un moyen extrême, lorsque toute autre espérance de guérison était ravie. Les malades s'y étaient pour la plupart refusés lors de l'accident, et ils ne se résignèrent à la supporter que quand ils se sentaient mourir. On conçoit dès lors tout le désavantage d'une telle position, et le praticien n'est plus comptable des suites de l'événement. Plusieurs, bien qu'amputés sur-le-champ, portaient en outre de graves blessures, soit à un autre membre, soit au tronc; il n'en faut pas tant pour compromettre le succès de l'opération la plus heureusement faite.

Nous exposons fidèlement nos revers; les noms, les dates, les modes d'opération sont exactement rapportés, et les registres de l'Hôtel-Dieu en font foi. Voyons maintenant nos succès, et faisons connaître les circonstances au milieu desquelles nous les avons obtenus.

GAUDRON (François), vingt-quatre ans, maçon; le 28, un boulet a brisé le genou gauche. On ampute aussitôt la cuisse. Guéri.

LURRIER (Matthieu), trente-trois ans , corroyeur ; le 28, un boulet a coupé
le genou droit. Cuisse amputée
sur-le-champ. Guéri.

BASTAUD (Clément), quarante-six ans, cuisinier ; le 29, une balle brise le
haut du bras droit. On ampute
dans l'articulation. Guéri.

BISSON (Michel), trente-cinq ans, cocher ;
le 28, une balle a fracturé le bras
très-haut. Amputation dans l'articulation. Guéri.

HAMOT (Antoine), vingt-six ans , clerc de
notaire ; le 29, une balle brise
le bras gauche ; on ampute aussitôt au milieu. Guéri.

SIPOLI (Sébastien), vingt-cinq ans, soldat
de la garde royale ; le 29, une
balle brise le bras droit. Amputation sur-le-champ. Guéri.

ISAMBART (Charles), soixante-un ans, retraité ; le 28, une balle brise le
coude droit. Amputation le 21
août. En voie de guérison.

DUTILLEUL (Henri), vingt-neuf ans, ton-

nellier; le 28, une balle a fracturé le coude droit. Amputé sur-
le-champ. Guéri.

DESPRÊTS (Louis), trente ans, imprimeur;
le 28, une balle a brisé le coude
gauche : on ampute le bras aussitôt. Guéri.

PICARD (Pierre), trente-cinq ans, tanneur;
le 28, un fusil qui éclate lui
brise la main gauche. Amputation du poignet. Guéri.

PARIS (Théodore), trente ans, cartonnier;
le 29, une balle lui écrase la
main : on coupe aussitôt le poignet droit. Guéri.

Ainsi onze amputés sont aujourd'hui guéris.
Nous pourrions y joindre six ou sept individus
auxquels on a enlevé un ou plusieurs doigts
et qui sont également hors d'affaire. L'un
deux, cependant, le nommé Jacques Louvet,
auquel on avait amputé le doigt indicateur
gauche, écrasé par une balle, est mort le 15

août de symptômes nerveux dépendant d'une cause morale. Une femme avec qui il devait se marier, changea de sentiment pendant qu'il était à l'hôpital et ne vint pas le visiter. Il en conçut un violent chagrin et succomba au bout de quelques jours. Nouvelle preuve de la fâcheuse influence qu'exercent sur les blessés les passions tristes, et en général toutes les impressions morales vives. Quant aux malades amputés et guéris, il en est qui ont résisté à des accidens bien graves. Le nommé Picard, dont la main avait été déchirée par l'explosion de son fusil, était en outre brûlé de la tête aux pieds, la poudre ayant mis le feu à ses vêtemens. Clément Bastaud, dont nous avons déjà fait mention à divers reprises, et qui a subi l'amputation du bras dans l'articulation, portait au devant de la poitrine, une énorme plaie produite par le passage

d'une balle au travers des muscles qui recouvrent cette région. Malgré tout cela, le succès a été complet, et cet homme, doué d'un
courage à toute épreuve, se repose maintenant à Saint-Cloud.

En résumé, soixante dix-huit malades se
sont presentés à l'Hôtel-Dieu avec des fractures des os des membres. Il a été pratiqué
vingt-sept amputations, sans compter celles
d'un ou plusieurs doigts, ce qui en porterait le
nombre à trente-quatre ; sur ces soixante-dix-
huit fractures, trente-trois sont guéries, quarante-cinq ont entraîné la perte des malades.
Cette proportion est énorme, nous le savons
bien, mais on n'oubliera pas que sur ces quarante-cinq décès, le tiers environ est survenu
dans les premiers jours qui ont suivi l'accident, ou lorsque après avoir refusé l'amputation regardée tout d'abord comme indis-

pensable, le patient s'y résignait enfin quand tout espoir de guérison était perdu. On se souviendra également que beaucoup de malades frappés à bout portant, ont offert la stupeur et autres symptômes nerveux à un très-haut degré; que d'autres bientôt guéris de leurs fractures, ont été emportés par des accidens imprévus ou par les désordres existant dans d'autres organes intérieurs. Ces considérations et quelques autres encore que l'on pourrait faire valoir, rendent compte des résultats obtenus et font voir quelle part, dans les succès ou les revers, doit être attribuée à la science. Lorsque chaque chirurgien des hôpitaux aura publié un état exact et circonstancié des blessures qu'il a reçues dans son service, qu'il aura fait connaître le mode de traitement employé, etc., on pourra juger alors la grande question de la valeur relative des moyens curatifs mis en usage. Jusque là, tout ce que l'on dit n'a aucune valeur, et le public s'abstiendra de croire les choses sans fondement, sans authenticité, que l'on livre à sa curiosité. Mais poursuivons notre travail, et faisons voir que *même à l'Hôtel-Dieu*, il est facile de guérir presque tous ses malades.

§ VIII. *Plaies pénétrantes des membres.*

Nous ne pourrions, sans allonger indéfiniment ce travail, indiquer en particulier chacun des cas dont il nous reste à parler. Il suffira de consigner ici le relevé des différens groupes de blessures, et de faire connaître d'une manière générale l'espèce à laquelle elles appartiennent, leur quantité relative et leur terminaison.

Chez trente malades, la cuisse a été atteinte par un coup de feu. Deux d'entre eux ont eu les deux cuisses traversées par une même balle. Les deux tiers ont été blessés à la cuisse gauche; nous en avons donné la raison qui s'applique dans cette circonstance à toutes les blessures; le rapport est constamment de quatre sur six, et quelquefois cinq. Chez quatorze malades, la cuisse a été traversée de part en part, sans léser l'os ni les articulations, et surtout sans ouvrir aucun tronc artériel un peu volumineux. Dans quatre cas seulement, la balle entrée au milieu des chairs s'est dérobée aux recherches les plus attentives. Chez les douze autres, des incisions plus ou moins profondes l'ont fait découvrir et ont rendu son extraction facile. En général tous ces malades ont eu leurs plaies débridées, on les à saignés, mis à un régime modéré, et la guérison ne s'est pas fait attendre.

Six individus ont reçu des balles dans le

genou, et si l'on a pu acquérir la certitude qu'elles ne pénétraient pas dans l'articulation, du moins on a vu qu'elles s'en étaient approchées autant que possible. La gravité d'une semblable blessure a dû faire redoubler de précautions pour s'opposer au développement d'une inflamation toujours si dangereuse dans ce cas, et l'on a eu le bonheur de réussir.

Neuf jambes gauches, cinq jambes droites ont été traversées ou atteintes par des balles. Dans presque tous ces cas, il y a eu hémorrhagie, meme assez abondante, mais toujours aussi la compression, le repos du membre, des saignées générales et un régime approprié, ont arrêté l'écoulement du sang. Un seul individu a eu les deux jambes traversées par une balle, sans lésion des os, ce qui constitue vraiment un cas rare. Presque tous ces blessés n'ont pas été abattus par le coup de feu, ils ont pour la plupart marché, beaucoup ont combattu encore, et il fallait leur exagérer les suites d'une telle imprudence, pour qu'ils voulussent s'astreindre au repos qu'on leur prescrivait. Ici encore, les débridemens n'ont pas été ménagés ; aussi n'a-t-on observé aucun de ces étranglemens si graves, si douloureux, et qui rendent si difficile la guérison des plaies les plus simples.

Plusieurs citoyens ont été blessés au pied, et en y comprenant ceux qui ont eu des orteils entamés, le nombre s'en élève à dix. Ces lésions n'ont exigé aucune opération et comptent parmi celles de ce paragraphe.

Le moignon de l'épaule a été traversé chez neuf individus qui sont aujourd'hui bien guéris. Les balles ont passé autour de l'articulation, quelques-unes même ont paru avoir entamé la capsule fibreuse qui l'entoure, mais

nous n'avons eu à combattre que des accidens peu graves. Les sangsues ont été appli-
quées en grand nombre, d'abondantes saignées
ont été faites et fréquemment renouvelées,
la partie malade a été tenue dans un repos
absolu, et l'on a par ces moyens obtenu des
guérisons sur lesquelles on peut trop rarement
compter.

Chez huit autres malades, ce sont les bras qui
ont été atteints et presque toujours le membre a été complètement perforé. Nous avons
observé chez deux de ces individus une paralysie partielle des doigts et de la peau de la
main, par suite de la section ou de la blessure
de quelques-uns des principaux troncs nerveux qui descendent entre les muscles du
bras. Pareille chose a été rencontrée à la
jambe et à la cuisse, par suite de déchirure
des filets de nerfs qui sortent du bassin. Il y

a même en ce moment à la maison de convalescence de Saint-Cloud plusieurs blessés
qui éprouvent de vives douleurs dépendant
d'une cause semblable.

Le coude a été atteint trois fois seulement,
et chaque fois les accidens les plus graves
sont venus compromettre la vie des blessés.
Un traitement antiphlogistique très-actif a
pu arrêter l'inflammation, et plus tard la
promptitude de la cure, aussi bien que la
conservation des mouvemens de la partie,
ont fait voir que le projectile n'avait pas pénétré dans l'articulation.

Quant à l'avant-bras, il n'a été blessé que
six fois, et l'on n'a observé ni hémorrhagies,
ni symptômes nerveux de quelque importance.

Enfin la main a été traversée, entamée,
labourée par les balles ou autres projectiles,

chez cinq individus qui n'en ont éprouvé aucun accident remarquable. Le seul cas de
tétanos que nous ayons observé a été fourni
par un jeune homme dont la poitrine avait
été traversée par une balle. Le bruit des
coups de fusil que l'on tirait à chaque instant fut la cause qui occasiona l'apparition
des symptômes nerveux auxquels ils succomba en moins de trente-six heures.

Ce relevé très-succinct de 91 observations
qui ont été recueillies par nous avec tous les détails nécessaires, ne présente pas un seul décès
et fait voir combien il est facile d'avoir de beaux
résultats quand on veut choisir ses malades.
Nous pourrions même au besoin y adjoindre
dix individus affectés d'entorses, onze contusions plus ou moins graves, six grandes brû-
lures produites par la conflagration de la
poudre; nous y ferions figurer encore une

douzaine d'hommes apportés ivres ou étour-
dis par des chûtes, un bon nombre de gens
qui, harassés de fatigue, courbaturés, pressés
par le besoin, sont venus chercher asile à l'Hôtel-Dieu à la suite des grandes journées. Enfin
et pour compléter le tableau, nous y ferions
entrer environ cinquante citoyens légèrement
blessés qui ne sont restés dans la maison que
vingt-quatre ou quarante-huit heures, et sont
rentrés dans leurs familles pour y chercher des
secours qu'ils ne voulaient pas recevoir d'un
hôpital où tant d'autres en avaient un besoin
si pressant. Grâce à toutes ces additions, nous
arriverions à ce nombre de 590 blessés, et
nous ferions voir que la véritable proportion
des décès est bien loin d'être exactement re-
présentée par le chiffre 122, somme totale de
tous ceux qui ont été observés à l'Hôtel-Dieu.

Mais nos lecteurs n'ont pas besoin que nous insistions davantage sur ce point qui est désormais hors de doute.

Terminons ce chapitre par une dernière indication. Onze individus morts dans les premiers temps de leur séjour à l'Hôtel-Dieu, n'ont pu être placés dans aucun des paragraphes précédens, la nature du *coup de feu* auquel ils ont succombé n'ayant pas été spécifiée. De ces onze citoyens, trois sont absolument inconnus ; les huit autres sont :

TROULARD (CLAUDE), trente-sept ans, cuisinier. Mort le 28.

LENORMAND (FRANÇOIS-PIERRE), vingt-neuf ans. Mort le 28.

GIRARDON (CHARLES), dix-neuf ans. Mort le 29.

GALLET (ADOLPHE-MICHEL), vingt-trois ans ; soldat de la garde royale. Mort le 29.

ARMAND, vingt-neuf ans. Mort le 29.

ARROQUI (JOSEPH), trente ans, limonadier. Mort le 29.

RENEUVIER (Jean-Marin), quarante ans,
peintre. Mort le 3 août.
SACHET (Joseph), trente-huit ans, forgeron.
Mort le 7 août.

CHAPITRE IX.

MAISON DE CONVALESCENCE. — HOPITAUX ET HOSPICES. —
AMBULANCES. — MORGUE. — RÉSULTATS GÉNÉRAUX.

Aujourd'hui, les salles de chirurgie de l'Hôtel-Dieu ne contiennent plus qu'une vingtaine
de convalescens. Ce sont pour la plupart des
fractures dont la solidité n'est pas arrivée au
point de ne laisser aucune inquiétude, et qui,
par cela même, ont besoin de rester sous la
surveillance de ceux qui les ont traitées. Tous
les autres blessés sont, ou au sein de leur famille, ou à la maison de convalescence de
Saint-Cloud.

Le préfet de la Seine, mu par les sentimens

d'une philanthropie éclairée, a fait disposer convenablement la magnifique caserne que les gardes-du-corps occupaient dans cette résidence. Ce local aussi vaste que bien situé, réunit à un haut degré tout ce qui peut hâter le retour à la santé. On y a dirigé des divers hôpitaux et de la ville tous les convalescens qui en avaient besoin, et ils s'y trouvent au nombre d'environ **180**. M. Dupuytren, chef de cet établissement, a sous ses ordres plusieurs chirurgiens qui partagent avec lui le service, des élèves chargés de faire les pansemens, et enfin des employés qui ont soin du matériel. L'administration a très libéralement pourvu au bien-être de ces braves citoyens, et peut-être doit-on regretter une espèce de profusion qui contraste trop avec le régime des hôpitaux ordinaires. La plupart de ceux qui sont en ce moment à Saint-Cloud auront sans doute plus tard l'occasion d'entrer à l'Hôtel-Dieu, à la Charité ou partout ailleurs ; les alimens qu'ils y recevront seront bien mauvais comparativement à ceux qu'on leur prodigue maintenant, et de là des réclamations, des plaintes qui ne peuvent que jeter du discrédit sur des maisons qui ont, avant tout, besoin d'une bonne renommée.

Un autre abus plus dangereux encore, c'est le défaut de discipline. Le mot de convalescence, que beaucoup de personnes regardent comme le synonyme de guérison, semble les dispenser de prendre aucune précaution contre une foule d'écarts de régime qui ont les suites les plus fâcheuses. On a vu des blessés complètement guéris éprouver des accidens très-graves à la suite d'indigestion, de fatigue, de contention d'esprit, de plaisirs immodérés. Il a fallu que l'on songeât à mettre de l'ordre dans un établissement qui en était absolument dépourvu, et les malades eux-mêmes, avec cet esprit, cette sagacité dont ils ont donné tant de preuves, ont organisé un service de surveillance, nommé des chefs chargés de faire exécuter un réglement fait et consenti par chacun d'eux, et aujourd'hui tout marche avec une régularité parfaite. Ceux qui sont entièrement guéris reçoivent des secours pécuniaires qui les dispensent de reprendre des travaux encore disproportionnés à leurs forces.

Ainsi l'Hôtel-Dieu, où naguère gémissaient tant de braves sanglans et mutilés, ces salles où l'œil ne se reposait que sur des victimes luttant contre la mort, sont maintenant rentrées dans leur calme habituel, et n'offrent plus que quelques restes épars de cette grande catastrophe. Les lits devenus vacans de jour en jour, ont été remplis par les malades ordinaires; les misères anciennes et celles qui apparaissent nouvelles, reprennent ici leur droit de bourgeoisie et n'excitent pas moins d'intérêt que par le passé. Le temps des vacances est arrrivé; entre l'année scolaire qui finit et celle qui doit commencer bientôt, se trouve un temps de repos, de plaisir; les élèves en profitent d'ordinaire avec empressement; mais en ces circonstances graves, le plaisir est dédaigné, et les candidats au doctorat saisissent avec avidité l'occasion d'un nouveau labeur.

M. Dupuytren, pendant les vacances, donne deux fois la semaine une leçon de clinique dans laquelle il fait connaître les cas remarquables qui se sont offerts et les opérations qui ont été pratiquées. Cette année, les circonstances l'ont engagé à donner une série de leçons sur les plaies d'armes à feu, et bientôt l'amphithéâtre put à peine contenir la foule d'auditeurs. Trois séances par semaine sont consacrées à l'accomplissement de ce projet, et l'ardeur avec laquelle on s'empresse d'y accourir de toutes parts prouve assez combien le professeur sait les rendre intéressantes.

L'expérience de 1830, appuyée de celle de 1814, fournit des résultats d'une importance extrême. Les registres d'observations de cette dernière époque ont été conservés avec soin, on y trouve une foule de faits du plus haut intérêt, et c'est sur une telle masse de documens que le maître base ses préceptes. Point de cas, quelque remarquable qu'il soit, dont on ne possède un exemple ou du moins des analogues; un corps complet de doctrine ressort de cette mine féconde, et si la science très-avancée sur ce point, y gagne peu de choses nouvelles, les étudians en retirent bien plus de fruits, car ils voient, ils examinent, ils n'acceptent d'opinions que celles qui leur paraissent bien fondées et sanctionnées par l'expérience. Nul doute que cette foule de jeunes hommes avides d'instruction, qui se pressent aux leçons du professeur, ne soient très-capables de diriger la cure des plus graves blessures, tandis que les connaissances lentement puisées dans les auteurs reputés classiques, ne leur eussent laissé que de l'indécision et par conséquent de l'inhabileté. Scientifiquement parlant, les grandes journées de juillet auront beaucoup profité aux jeunes chirurgiens, et chacun d'eux saurait le prouver si des événemens survenaient qui exigeassent de leur part un service actif dans le civil ou aux armées.

Cet avantage, que l'on ne peut contester, servira-t-il de compensation aux funestes conséquences qu'une commotion politique comme la nôtre a produites? Non sans doute, et la science y trouvât-elle plus de bénéfice encore, la somme des maux physiques ne l'emporterait pas moins et dans une grande proportion. Ce ne sont pas seulement les blessures qui tuent les hommes, et toutes les victimes de la guerre civile ne gisent pas sur le champ de bataille. Les impressions morales, quand elles sont fortes, entraînent à leur suite de graves désordres dans les principales fonctions de l'économie vivante, et tous les praticiens en ont observé les funestes résultats.

A la suite des grands désastres de la révo-

lution de 93, les maladies prirent en général
un caractère de gravité qu'elles n'avaient pas
offert jusque là. Certaines affections très-dan-
gereuses, comme les anévrismes du cœur,
parurent augmenter de fréquence et attirè-
rent spécialement l'attention des médecins
de cette époque. On a prétendu que les travaux seuls du célèbre Corvisar, rendaient
compte de ce fait, et que l'attention dirigée
sur ce point de la science, l'expliquait très-
bien, les anévrismes ne paraissant plus communs que parce qu'ils étaient mieux observés.
Mais on ne peut douter que les causes morales de la nature de celles qui naissent au milieu des orages politiques, ne produisent
de graves lésions dans les organes les plus-
importans.

Le cerveau, fortement ébranlé par la
peur, devient bientôt incapable de remplir

les hautes fonctions qui lui sont départies : de là des manies aiguës, des démences, des paralysies de là encore des apoplexies qui surviennent surtout chez les vieillards dont les impressions sont très-vives. Plusieurs hommes célèbres soit dans les affaires, soit dans les lettres, ont succombé dans ces derniers temps à des hémorrhagies cérébrales, qui sont le résultat de l'excitation produite par les événemens actuels. D'autres, froissés dans leurs plus chères affections, deviennent moroses, mélancoliques; il y a perversion des sentimens moraux; le dégoût de la vie les conduit bientôt au suicide, lors même que rien ne semblait faire présager une telle catastrophe. Les événemens de ce genre ont été communs depuis deux mois, et à chaque séance des principales sociétés médicales, les praticiens en font connaître de nouveaux.

Nous avons vu à l'Hôtel-Dieu beaucoup de malades, non blessés, qui devaient leur maladie aux affaires de juillet. Des hommes robustes, habitués à toutes les fatigues d'une vie laborieuse, mais chez qui les facultés morales sont inertes et sans emploi, ont été lancés, par la force des circonstances, dans une voie nouvelle où de grandes émotions se reproduisent à chaque instant. Plusieurs jours passés dans cet état d'exaltation, l'insomnie, l'abus des boissons stimulantes ont été suivis de symptômes d'abattement que l'on a combattus par des stimulans nouveaux. Cette surexcitation a bientôt été suivie d'une chute complète, et des individus doués de la constitution la plus vigoureuse ont succombé à un seul accès de fièvre. Nous avons fait cette remarque sur deux jeunes gens très-sanguins, qui furent emportés avec une rapidité vraiment étonnante. Leurs cadavres se putréfièrent au bout de quelques heures, comme ceux des animaux qui ont été long-temps chassés, et dont les fluides se dissolvent même avant qu'ils ne soient morts.

C'est encore par suite de cette altération des humeurs que tant de personnes ont été atteintes de jaunisse. Les maladies de l'estomac et du foie figurent en première ligne parmi celles qui naissent sous l'influence des causes morales. Toutes les grandes impressions, surtout celles qui sont pénibles, retentissent dans la région de l'estomac, où se trouve le point central d'un système nerveux très-important. On ne sera pas étonné que les derniers événemens aient produit la perte absolue de l'appétit, des vomissemens, des spasmes et autres accidens nerveux qui dépendent tous d'une même cause.

Il ne nous reste plus, pour compléter ce travail, qu'à indiquer sommairement ce qui s'est passé dans les autres hôpitaux, c'est-à-dire à faire connaître le nombre des blessés qui y ont été reçus, celui des décès et autant que possible, les circonstances principales qui ont influé sur ce résultat.

Ainsi à l'Hôtel-Dieu, on a reçu **390** blessés, **122** sont morts, et sur ce nombre **40** ont succombé dans les trois premiers jours. Les blessures étaient en général très-graves, il y avait plus de cent fractures d'os, pour lesquelles trente-quatre amputations ont été pratiquées.

A la Charité, **165** blessés y ont été reçus, **50** sont morts. La plupart de ces blessés venaient du Louvre, des Tuileries, du Palais-Royal et de la caserne de Babylone; leurs blessures étaient graves. Nous ne savons au juste combien ont succombé dans les premiers jours. On a pratiqué quinze amputations qui n'ont eu de succès que sur sept malades.

A SAINT-LOUIS, on en a reçu 152, sur lesquels 39 sont morts. Ces blessés venaient des boulevards Saint-Denis et Saint-Martin, des casernes voisines et des barrières où les gendarmes avaient été attaqués. Beaucoup de graves blessures ont occasionné une mort très-prompte. Six ou sept amputations ont été pratiquées presque toutes secondairement. Une seule a réussi.

A la PITIÉ on a couché 108 blessés sur lesquels il n'en est mort que 9. Ce résultat si différent de tout ce qu'on observe ailleurs, doit être expliqué, et voici de quelle manière. Sur ces 108 malades, 6 seulement avaient des fractures, parmi lesquels il ne s'est trouvé que deux cas d'amputation. Or comme ce sont justement les fractures et les amputations qui entraînent le plus d'accidens, on voit que l'absence des décès correspond très-bien à l'absence de leurs causes les plus ordinaires. Nous avons dit ailleurs qu'environ 60 blessés, reçus d'abord et pansés à l'Hôtel-Dieu, avaient été dirigés sur la Pitié, parce que le peu de gravité de leurs blessures rendait le transport sans inconvénient. En voilà plus qu'il n'en faut pour expliquer d'où dépend la rareté des décès dans cet hôpital.

A Beaujon l'on a reçu 89 blessés, et il en est mort 31. Ce chiffre est trop élevé pour ne pas dépendre de quelque cause majeure, et la voici. Lors de la retraite des troupes qui occupaient les Tuileries et les Champs-Élysées, il y eut plusieurs combats très-vifs, qui furent également meurtriers. Les blessés furent conduits immédiatement dans cet hôpital qui avoisinait le champ de bataille. Douze individus furent apportés morts, et plus tard le défaut de renseignemens sur leur compte força l'administration de les faire conduire à la Morgue. Parmi les autres, beaucoup étaient très-grièvement blessés, les fractures étaient nombreuses et il fallut pratiquer treize amputations. Ce motif explique suffisamment la grande mortalité observée dans cet hôpital.

A Saint-Antoine, la réception ne s'est élevée qu'à 77 individus, venant pour la plupart des affaires de la rue Saint-Antoine, des boulevards intérieurs, du pont d'Austerlitz et des casernes de ce quartier. Il en est mort treize, ce qui est beaucoup, car il n'y a eu que deux fractures et on n'a fait aucune amputation.

A la Maison de Santé du faubourg Saint-Denis, on a donné asile à 51 blessés. Il en est mort douze, et sur ce nombre il y en a sept qui ont succombé avant le 1.er août. voit que les blessures devaient être bien graves- La plupart avaient été reçues aux environs de la porte Saint-Denis, à l'attaque de quelques corps-de-garde du faubourg et de la barrière, toutes par conséquent de près et par des armes en bon état. Plusieurs amputations ont été pratiquées avec succès.

L'hôpital Necker a reçu 57 blessés, tous venant de la caserne de Babylone- Cinq individus furent apportés morts; depuis cette époque, quinze autres ont succombé, et sur ces quinze, il y en a huit qui sont morts dans les premières vingt-quatre heures de leur séjour. Trois amputations, une de cuisse et deux de jambe, ont été pratiquées immédiatement; l'un de ces derniers malades a succombé-

Aux Incurables femmes de la rue de Sèvres,

a reçu **34** blessés qui venaient également de la caserne de Babylone. Quatre d'entre eux moururent le premier et le second jour. De ce nombre est le jeune Vanneau de l'école Polythechnique, dont la tête était traversée par une balle.

L'hospice du CLOÎTRE SAINT-MÉRY et la salle d'audience de l'ancien tribunal de commerce, reçurent **127** blessés venant de la place de Grève, de la rue Saint-Antoine et des rues voisines. On y apporta également cinq cadavres. La disposition des lieux ne permettant pas de conserver tant de monde, beaucoup de malades furent transportés, dès qu'on le put, à l'Hôtel-Dieu et à la Charité. Il en resta environ **52**, tous assez gravement blessés. Quatorze d'entre eux ont succombé. Il est à remarquer que tous ces malheureux sont morts avant le 4 août, ce qui prouve combien leurs blessures étaient graves. Une seule amputation de bras a été pratiquée, et aujourd'hui le malade est parfaitement guéri.

L'hospice D'ENGHIEN, faubourg Saint-Antoine, a reçu **10** blessés; la plupart l'étaient légèrement et sont guéris depuis long-temps.

L'Hôpital COCHIN en a reçu **9** qui n'ont offert aucune lésion importante et n'ont pas tardé à sortir dans l'état le plus satisfaisant.

Enfin, **6** autres blessés se trouvent répartis entre les hospices de Larochefoucault, des Capucins, des Enfans malades et des Orphelins, etc. Aucun d'eux n'est mort.

En récapitulant tout ce qui vient d'être rapporté, on voit que les hôpitaux et hospices civils de Paris, ont reçu à peu près **1,200** blessés, sur lesquels il en est mort **304**, c'est-à-dire un peu plus du quart. Ajoutons à cela quelques renseignemens sur lès principales ambulances établies en différens quartiers de la ville et dont quelques-unes se sont trouvées transformées en véritables hôpitaux.

L'ambulance établie rue des Pyramides et rue de Rivoli a reçu **170** blessés. Beaucoup de ces malades furent dirigés ensuite vers les hôpitaux civils et militaires ; il en est resté **40** qui ont reçu des secours parfaitement entendus et aucun d'eux n'est mort. On n'a pas pratiqué d'amputations et il n'y a eu qu'un très-petit nombre de fractures.

Dans le passage du Saumon, une autre ambulance due aux zèle des habitans des rues Montmartre et Montorgueil, a reçu successivement **90** blessés, qui sont à peu près tous guéris. La plupart y sont venus seulement pour se faire panser ; aucun d'eux n'est mort, bien que plusieurs portassent des blessures fort graves.

La Bourse fut également un asile pour beaucoup de citoyens blessés sur le boulevard et dans le quartier Saint-Honoré. Il en a été admis 75; ce nombre fut bientôt réduit à 27, les autres étant rentrés au sein de leurs familles ou ayant été placés dans des hôpitaux. Parmi les 27 restant, deux affectés de blessures aux articulations du membre inférieur, paraissent devoir succomber. Tous les autres sont très-bien guéris.

Si l'on joint à ces malades les 400 blessés auxquels on a donné des soins à l'Hôtel-Dieu et qui, restant chez eux, ont continué à venir s'y faire panser, on aura un effectif de 735 individus dont il faut tenir compte. On restera beaucoup au-dessous de la vérité en n'évaluant qu'à 65 blessés le nombre de ceux qui ont reçu des secours à domicile par les divers chirurgiens de la capitale; or, cela

..complétera le chiffre de **800**, ce qui, joint au **1,200** malades des hôpitaux, donnera un nombre total de **2,000** blessés civils.

Nous n'avons pas de renseignemens aussi positifs sur les militaires, mais il est probable que quelque chirurgien de l'hôpital du Gros-Caillou remplira cette lacune et fera connaître au monde savant les brillans résultats de la pratique du chirurgien en chef de cet établissement. En attendant, nous dirons que, suivant toutes les probabilités, le nombre des soldats blessés reçus dans les hôpitaux militaires ne s'élève pas à **300**. Nous savons que plus de vingt amputations ont été pratiquées, la plupart avec succès; nous savons aussi que six ou huit cadavres ont été conduits dans cet hôpital, et ne doivent être portés en compte que pour mémoire.

Il est une circonstance qu'il ne faut pas

oublier. Le 10 et le 12 août, on reçut dans tous les hôpitaux civils un ordre du ministère de la guerre, pour faire transporter à l'hôpital militaire de l'ex-garde tous les soldats qui en étaient capables. Cette translation eut lieu, et l'on conçoit dès lors que ces malades n'ont pas pu donner beaucoup de peine à ceux qui en furent chargés, puisque leurs blessures, déjà en bon état, n'offraient véritablement aucun danger. Nous insistons à dessein sur ce fait, parce que le public a pu concevoir de très-fausses idées sur des résultats dont il ignorait tous les antécédens. Il importe qu'on ait sur tous ces points des données exactes afin de ne pas blâmer ou louer sans raison des hommes de l'art qui ont été plus ou moins heureux dans les soins qu'ils ont administrés à ceux qui leur étaient confiés.

Nous avons cherché à connaître le nombre des individus tués sur le champ de bataille. Voici les résultats de nos démarches à cette occasion.

Cadavres déposés à la Morgue. - 125

Enterrés devant la colonnade. 85

Id. au bout de la rue Fromenteau. 25

Déposés dans les caveaux de St.-Eustache. 43

Id. sous les voûtes du quai de Gèvres. 34

Id. dans l'hôtel Larochefoucault. 8

Enterrés au marché des Innocens. 70

En réunissant ces 390 morts aux 304 qui ont succombé dans les hôpitaux, en joignant ce total aux blessés reçus au Gros-Caillou et au Val-de-Grâce, on aura un effectif de trois mille individus atteints dans les journées du 27, 28 et 29 juillet 1830. Le nombre des morts s'élève à **700**. L'autorité administrative seule peut compléter ces résultats. Nous

garantissons tout ce que nous avons avancé ;
mais il est impossible que nous n'ayons pas
omis des faits particuliers, que le temps et
de nouvelles publications feront certainement
connaître.

FIN.

TABLE

DES CHAPITRES

CONTENUS DANS CE VOLUME.

FIN DE LA TABLE.